Pritish Chandra Pal
Unnati Pitale

Terapia Periodontal Minimamente Invasiva

Pritish Chandra Pal
Unnati Pitale

Terapia Periodontal Minimamente Invasiva

Evolução em Microcirurgia

ScienciaScripts

Cover image: www.ingimage.com

This book is a translation from the original published under ISBN 978-620-6-77210-1.

Publisher:
Sciencia Scripts
is a trademark of
Dodo Books Indian Ocean Ltd. and OmniScriptum S.R.L publishing group

120 High Road, East Finchley, London, N2 9ED, United Kingdom
Str. Armeneasca 28/1, office 1, Chisinau MD-2012, Republic of Moldova, Europe
Printed at: see last page
ISBN: 978-620-7-71630-2

Índice

PRIMEIRA EDIÇÃO

TERAPIA PERIODONTAL MINIMAMENTE INVASIVA

CAPÍTULO 1: INTRODUÇÃO E CONHECIMENTOS PRELIMINARES

A periodontite é uma doença complexa que tem consequências orais e sistémicas. As doenças gengivais e periodontais, nas suas várias formas, têm afetado os seres humanos desde os primórdios da história, e estudos em Paleopatologia (o estudo dos tecidos dentários em seres humanos pré-históricos a partir do esqueleto humano) indicaram que a doença periodontal destrutiva, evidenciada pela perda óssea, afectou os primeiros seres humanos em culturas tão diversas como o antigo Egipto e a América pré-colombiana. Os primeiros registos históricos que tratam de temas médicos revelam uma consciência da doença periodontal e da necessidade de tratamento.

Historicamente, as técnicas cirúrgicas eram regidas por incisões específicas e princípios cirúrgicos. Até meados do século XIX, os procedimentos cirúrgicos eram extremamente brutais e ablativos e tinham uma aplicação mínima. A introdução da anestesia e a melhoria das técnicas cirúrgicas permitiram aos cirurgiões realizar procedimentos complicados; no entanto, não se pensava minimamente no trauma cirúrgico para o doente, o que levou a numerosas mortes. Em meados do século XIX, John W. Riggs (181185) foi a principal autoridade em matéria de doença periodontal e respetivo tratamento nos EUA. Riggs descreveu o seu tratamento da doença periodontal e opôs-se fortemente à cirurgia, que na altura consistia na ressecção das gengivas, e defendeu fortemente a limpeza da boca. Foi o proponente da chamada abordagem conservadora à terapia periodontal, desenvolvendo o conceito de profilaxia oral e prevenção através da manutenção.

A maioria das autoridades atribui a Widman e Neumann as primeiras descrições da cirurgia periodontal. A cirurgia descrita envolvia grandes incisões para expor o osso para além do ápice dos dentes, permitindo o desbridamento das superfícies radiculares e dos defeitos ósseos. Schluger foi o primeiro a descrever a cirurgia periodontal óssea. Hyatt e Schallhorn introduziram técnicas de enxerto ósseo para regeneração periodontal.

O procedimento cirúrgico periodontal tradicional implicava uma incisão longa e a extensão da área não periodontal envolvida. O interesse crescente por técnicas cirúrgicas mais amigáveis e orientadas para o paciente levou a que os investigadores clínicos concentrassem o seu interesse no desenvolvimento de abordagens menos invasivas, as inovações científicas e os avanços tecnológicos levaram à ideia de que as cirurgias poderiam ser realizadas de forma mais elegante e menos traumática. Esta constatação deu origem ao conceito de tratamento minimamente invasivo (MI) com o seu objetivo principal de alcançar um resultado terapêutico satisfatório com o mínimo de trauma durante qualquer processo de intervenção. Em 1995, o Dr. Stephen K Harrel utilizou pela primeira vez o procedimento minimamente invasivo para a remoção de tecido de granulação e enxerto ósseo periodontal. [1,2,3]

O tratamento minimamente invasivo é um grande avanço na terapia dentária e está a tornar-se rapidamente parte da prática diária do dentista médio. Estas inovações vão desde a preparação da cavidade até às modalidades cirúrgicas. A extensão deste avanço radical pode ser ilustrada pelas alterações na terapia periodontal.

Tradicionalmente, era necessário elevar grandes retalhos mucogengivais para aceder às estruturas subjacentes. Estes procedimentos resultavam frequentemente em deformações estéticas, impactação de alimentos e aumento da sensibilidade térmica. Os métodos minimamente invasivos para o tratamento periodontal produzem rotineiramente reduções a longo prazo das profundidades de sondagem e aumentam os níveis de fixação clínica que excedem os relatados para as abordagens tradicionais. Além disso, foi registada uma hipersensibilidade térmica mínima e nenhuma recessão gengival. Uma das maiores vantagens para o clínico é a maior aceitação e satisfação do paciente com a invasão mínima em comparação com as abordagens tradicionais.[4],[5,6]

CAPÍTULO 2: HISTÓRIA DA TERAPIA PERIODONTAL MINIMAMENTE INVASIVA

A história da terapia minimamente invasiva pode ser discutida como -

1. Terapia Minimamente Invasiva em Cirurgia Geral e Medicina:

O primeiro procedimento endoscópico foi praticado já na era de Hipócrates. Na década de 1870, Bozinni desenvolveu um iluminador para aceder aos procedimentos meticulosos que foi introduzido nos doentes por Desormeaux na década de 1900.[7]

O primeiro procedimento, que evitou uma operação radical prévia, foi a utilização de um cistoscópio para tratar lesões da bexiga. Em 1931, Takagi redesenhou o cistoscópio e produziu um artroscópio com 3,5 mm de diâmetro. Começa assim o início da cirurgia minimamente invasiva. A artroscopia foi rapidamente aceite pelos cirurgiões ortopédicos e, em pouco tempo, tornou-se o método preferido para diagnosticar e tratar as doenças do joelho. Desde então, a cirurgia minimamente invasiva tem sido o ponto fulcral da nova tecnologia médica. No final da década de 1950, o Dr. Paul De Camp, membro da equipa da Ochsner Clinic, introduziu a toracoscopia como uma técnica cirúrgica minimamente invasiva.

Em cirurgia geral, a cirurgia minimamente invasiva é sinónimo de acesso mínimo através de portas para o laparoscópio e assistência por vídeo. A colecistectomia laparoscópica revolucionou a abordagem cirúrgica do abdómen. Não só substituiu a cirurgia convencional, como também negou outras alternativas não cirúrgicas, como a terapia de dissolução e a litotripsia extracorporal. Com o sucesso da colecistectomia laparoscópica, a tecnologia minimamente invasiva seguiu para praticamente todas as áreas do trato gastrointestinal.

Desde a sua criação no início dos anos 90, os desenvolvimentos tecnológicos tornaram o procedimento minimamente invasivo numa abordagem preferida para muitos procedimentos cirúrgicos. Uma vez que os doentes exigem cada vez mais opções minimamente invasivas para os seus problemas cirúrgicos, os cirurgiões querem, naturalmente, ser capazes de fornecer estes serviços e técnicas.[5] Como a palavra sugere, a invasão cirúrgica do corpo é minimizada. Instrumentos especiais e dispositivos de visualização permitem que o cirurgião trabalhe através de uma incisão mais pequena, por vezes até mais curta do que uma polegada.[8]

Duas abordagens inovadoras na cirurgia minimamente invasiva que foram introduzidas recentemente são a plataforma robótica da Vinci e a cirurgia laparoscópica de porta única. A laparoscopia operatória foi iniciada na década de 1970 e as ligaduras de trompas para contraceção foram efectuadas por laparoscopia em mulheres em meados da década de 1970. Desde que a tecnologia de laser e de energia eléctrica foi integrada na cirurgia laparoscópica no início da década de 1980, a laparoscopia operatória estendeu-se a procedimentos ginecológicos complicados, incluindo a histerectomia e a miomectomia uterina. Atualmente, a cirurgia laparoscópica tornou-se uma parte essencial do tratamento cirúrgico das doenças ginecológicas, incluindo os cancros ginecológicos. Em comparação com a laparotomia, a abordagem laparoscópica oferece várias vantagens, tais como um regresso mais rápido à atividade normal, melhores resultados cosméticos, menor duração do internamento hospitalar, menor custo e menos dor.

Em 1992, o ROBODOC (Integrated Surgical Supplies, Inc., Sacramento, CA, EUA), o primeiro sistema robótico disponível comercialmente, foi introduzido na cirurgia ortopédica, tendo sido realizados com êxito numerosos casos de cirurgia de substituição total da anca com este sistema robótico. A cirurgia robótica tem muitas vantagens, como a visão tridimensional, o movimento do braço robótico semelhante ao do pulso e uma posição ergonomicamente confortável para o cirurgião.[9]

2. Medicina Dentária Minimamente Invasiva:

A preservação de um conjunto saudável de dentes naturais e da estrutura circundante para cada paciente deve ser o objetivo de todos os dentistas. Todo o trabalho neste campo tem como objetivo principal a conservação do corpo humano e da sua função. Miles Markley, um dos grandes líderes da medicina dentária preventiva, resumiu nesta declaração o conceito central da abordagem moderna do papel do dentista no tratamento: a perda de uma parte de um dente humano deve ser considerada "uma lesão grave" e o objetivo da medicina dentária deve ser a preservação de uma estrutura oral saudável e natural. As suas palavras são talvez ainda mais relevantes hoje do que quando as escreveu há meio século, agora que temos o conhecimento científico e os meios para concretizar a sua visão. A abordagem "minimamente invasiva" ao tratamento de doenças dentárias incorpora a ciência dentária de detetar, diagnosticar, intercetar e tratar problemas dentários ao nível microscópico. Ao longo do tempo, a medicina dentária moderna evoluiu para uma abordagem minimamente invasiva, na qual a cárie dentária é gerida como uma doença infecciosa, adiando a intervenção cirúrgica o mais possível. O desenvolvimento da medicina dentária adesiva e o progresso científico na compreensão da natureza da cárie permitiram aos dentistas fazer mais do que simplesmente remover e substituir o tecido doente. A "extensão para prevenção" deu lugar ao novo paradigma da medicina dentária minimamente invasiva.[10] Os avanços na instrumentação, materiais e técnicas permitiram aos clínicos uma transição da abordagem "Extensão para prevenção" de G.V. Black para a abordagem "Prevenção da extensão" na gestão da cárie. O conceito de "medicina dentária minimamente invasiva" pode ser definido como a preservação máxima da estrutura dentária saudável.[11]

Exemplos de tratamentos dentários minimamente invasivos são os seguintes:

1. **Selantes:** Uma boa aplicação de selantes pode evitar o corte adicional da estrutura dentária.

2. **Mini-implantes versus implantes dentários de tamanho padrão:** A utilização de implantes de diâmetro reduzido está a aumentar, e estão a ficar disponíveis mais publicações de investigação e artigos de técnicas clínicas sobre os mesmos.

3. **Colocação de facetas em vez de coroas:** Em muitos casos, as coroas completas podem ser evitadas no plano de tratamento e substituídas pela colocação de facetas.

4. **Radiografia digital em vez de radiografia convencional:** A radiografia digital reduz a quantidade de radiação que os pacientes dentários recebem em pelo menos 80%.[12]

3. **Terapia Periodontal Minimamente Invasiva:**

A periodontite pode ser definida como a inflamação dos tecidos de suporte dos dentes, geralmente uma alteração progressivamente destrutiva que leva à perda do osso e do ligamento periodontal. Nos últimos 40 anos, desde então, a nossa compreensão da etiologia da periodontite aumentou enormemente, e a periodontite é agora reconhecida como uma das doenças humanas mais complexas. Além disso, existem também provas crescentes de que a periodontite pode desempenhar um papel significativo na saúde geral, pelo que o tratamento eficaz da periodontite pode ser ainda mais importante do que se pensava.[13]

O conceito de "cirurgia minimamente invasiva (MIS)" é uma dessas abordagens peculiares e inovadoras que tem como objetivo produzir feridas mínimas, reflexão mínima do retalho e manuseamento suave dos tecidos moles e duros (Harrel et al. 2005). Uma das primeiras descrições de um procedimento de retalho pequeno foi denominada "**mini retalho**". Um mini retalho, por definição, era a reflexão da papila para permitir um melhor acesso para o alisamento radicular. A papila gengival foi reflectida e o alisamento radicular foi realizado com o auxílio de iluminação de fibra ótica. As papilas foram reposicionadas apenas com a pressão de uma gaze embebida em soro fisiológico. Não foram utilizadas suturas. O procedimento de miniflap foi visto como uma melhoria para o alisamento radicular e como um método para remover completamente o epitélio do sulco.

O advento da cirurgia com o objetivo de regenerar o tecido de suporte periodontal deu início a uma mudança nas técnicas cirúrgicas periodontais que resultou numa mudança para a cirurgia periodontal minimamente invasiva. A cirurgia minimamente invasiva (MIS) foi introduzida pela primeira vez no campo periodontal com a intenção de tratar defeitos intra-ósseos periodontais múltiplos e isolados. O procedimento é efectuado sob um microscópio, com instrumentos e materiais microcirúrgicos.

Em 1990, Wickham e Fitzpatric descreveram as técnicas de utilização de incisões mais pequenas como "cirurgia minimamente invasiva". A terapia minimamente invasiva tem como premissa básica a redução do trauma iatrogénico para o doente por parte do cirurgião, médico ou radiologista. Esta abordagem deve também implicar que o procedimento terapêutico seja bem sucedido no seu objetivo de cura de uma forma não menos eficaz do que a que é atualmente possível obter através dos métodos de tratamento estabelecidos.

O conceito de cirurgia minimamente invasiva foi aperfeiçoado por Hunter e Sackier em 1993, que descreveram a abordagem cirúrgica como "a capacidade de miniaturizar os nossos olhos e estender as nossas mãos para efetuar operações microscópicas e macroscópicas em locais que anteriormente só podiam ser alcançados através de grandes incisões".

Tibbetts e Shanelec, em 1994 e 1998, descreveram instrumentos e técnicas microcirúrgicas periodontais. Estas técnicas concentraram-se principalmente em procedimentos de regeneração e aumento de tecidos moles utilizando instrumentos microcirúrgicos e melhorando a visualização utilizando um microscópio cirúrgico.

Em 1995, a cirurgia minimamente invasiva (MIS) foi introduzida por Harrel e Ress, com o objetivo de minimizar as feridas e a reflexão dos retalhos. Este conceito também ajuda a manusear suavemente os tecidos duros e moles durante a cirurgia periodontal. Os defeitos isolados que não se estendem para além da zona interproximal foram considerados ideais para esta técnica. As incisões tiveram como objetivo conservar o tecido mole tanto quanto possível. Em casos de múltiplos defeitos isolados, devem ser efectuadas incisões individuais para cada local. A técnica do túnel utilizada nas cirurgias regenerativas é uma parte integrante da MIS. Foi dada a maior importância à preservação dos tecidos moles e à obtenção de um fecho primário estável da ferida, de modo a evitar a contaminação do ambiente oral.[4,14]

Em 2007, foi comunicada uma abordagem cirúrgica minimamente invasiva semelhante. Esta abordagem foi referida como técnica de cirurgia minimamente invasiva (MIST) (Cortellini&Tonetti 2007, 2007, Cortellini et al 2008). A abordagem minimamente invasiva foi posteriormente modificada para a técnica cirúrgica minimamente invasiva modificada (M-MIST), que inclui uma abordagem que poupa a papila. (Cortellini&Tonetti 2009, Cortellini et al 2009, 2011) Outros relataram posteriormente resultados favoráveis com estes procedimentos. (Rabeiro et al 2011, 2011, Mishra, Avula, &Pathakota 2013)

DEFINIÇÕES

A definição de um procedimento minimamente invasivo tem sido debatida na medicina desde que o termo foi cunhado pela primeira vez num editorial do ***British Journal of Surgery*** *em* 1990. As descrições iniciais das cirurgias de pequena incisão baseavam-se normalmente no método ou instrumento utilizado para visualizar o local da cirurgia. Como a tecnologia utilizada para a cirurgia de pequena incisão continuava a evoluir rapidamente e, muitas vezes, o instrumento para a visualização de um determinado procedimento mudava ao longo do tempo, foi sugerido o termo "cirurgia minimamente invasiva". Este é um termo mais global que não precisa de ser alterado à medida que a tecnologia evolui.

DefinitionzA cirurgia **minimamente** invasiva pode ser definida como "É uma técnica cirúrgica que utiliza incisões mais pequenas para realizar um procedimento cirúrgico que anteriormente exigia incisões maiores e obtém resultados iguais ou superiores em comparação com a abordagem cirúrgica tradicional." Esta definição separa a descrição do procedimento cirúrgico da tecnologia utilizada para a visualização da cirurgia.[4,14,15]

De acordo com o Instituto Nacional do Cancro:

A cirurgia minimamente invasiva é efectuada através de pequenas incisões. Durante a cirurgia minimamente invasiva, podem ser efectuadas uma ou mais pequenas incisões no corpo. Um laparoscópio/ instrumento semelhante pode ser introduzido através de uma abertura para guiar a cirurgia. Através de outras aberturas, são introduzidos instrumentos cirúrgicos minúsculos para efetuar a cirurgia. A cirurgia minimamente invasiva pode causar menos dor, cicatrizes e danos nos tecidos saudáveis, e o doente pode ter uma recuperação mais rápida do que com a cirurgia tradicional.[16]

Hunter e Sackier descreveram o MIS como "a capacidade de miniaturizar os nossos olhos e estender as nossas mãos para efetuar operações microscópicas e macroscópicas em locais que anteriormente só podiam ser alcançados através de grandes incisões".

Cirurgia periodontal minimamente invasiva:

A cirurgia periodontal minimamente invasiva (MIPS) pode ser descrita como "técnicas cirúrgicas mais pequenas e mais precisas que são possíveis através da utilização de microscópios operacionais e outras tecnologias que estão disponíveis para utilização na cirurgia periodontal".[4]

CAPÍTULO 3: FUNDAMENTOS DA TERAPIA PERIODONTAL MINIMAMENTE INVASIVA

I. Obtenção do encerramento primário: Dois factores determinam o sucesso dos procedimentos de reconstrução periodontal:

1. Eliminar ou, em grande medida, reduzir as probabilidades de infeção pós-cirúrgica e de contaminação do coágulo sanguíneo e, eventualmente, do biomaterial ou agente biológico implantado, o que conduziria inevitavelmente a um resultado de cicatrização prejudicado

2. Minimizar a recessão pós-operatória dos tecidos moles nas faces interproximal e vestibular do dente tratado, com o resultado de comprometer a aparência estética preexistente do paciente. Além do comprometimento estético, a perda da papila interdental pode resultar em problemas fonéticos e impactação alimentar. Com isso em mente, novas técnicas cirúrgicas foram desenvolvidas, especialmente desenhadas para otimizar o fechamento primário, bem como os resultados funcionais e estéticos dos procedimentos reconstrutivos. Uma vez que a cirurgia convencional de acesso ao retalho com procedimentos reconstrutivos, nomeadamente a regeneração tecidular guiada (RTG), pode levar a uma falta de encerramento primário do espaço interdentário, pode ocorrer deiscência do retalho ou exposição da membrana em 70%-80% dos locais tratados.

II. Manipulação mínima dos tecidos: A técnica cirúrgica minimamente invasiva (MIST) também ajuda a reduzir a extensão da elevação do retalho relacionada apenas com o defeito. Uma manipulação delicada e mínima dos tecidos e a manutenção de uma estrutura saudável próxima da área da doença são uma preocupação primordial na MIS.

III. **Melhorar o potencial regenerativo:** O sucesso da regeneração periodontal depende principalmente da utilização do potencial de referência inato do tecido local, bem como da estabilização da ferida conseguida por intenção primária.

Várias tecnologias de modificação de feridas que utilizam vários biomateriais podem descobrir o potencial osteogénico dos tecidos periodontais, causando um efeito osteo-obstrutivo. Por conseguinte, o advento de uma nova tecnologia cirúrgica que afecte os desenhos dos retalhos, bem como a utilização do potencial inato dos tecidos, é uma necessidade urgente.

A MIS parece alcançar a cicatrização por intenção primária, bem como proporcionar condições proregenerativas, tornando desnecessários protocolos adicionais (Liu, Trombelli, Cortellini). Em 2009, Cortellini e Tonetti avaliaram preliminarmente os resultados de uma abordagem microcirúrgica na terapia regenerativa de defeitos intra-ósseos profundos através de membranas GTR. O fechamento foi alcançado em todos os defeitos tratados e foi mantido em 92,3% dos casos durante todo o período de cicatrização. O procedimento resultou em quantidades clinicamente importantes de ganhos de CAL e recessões mínimas. [4,17,18]

CAPÍTULO 4: REVISÃO DA LITERATURA

Harrel & Rees, em 1995, utilizaram um novo instrumento cirúrgico mecânico, o D' Granulator, concebido para remover rápida e facilmente o tecido de granulação, mantendo um campo livre de sangue durante os procedimentos cirúrgicos periodontais e endodônticos, permitindo a minimização do trauma dos tecidos moles e a remoção do tecido de granulação dos defeitos periodontais, utilizando uma incisão cirúrgica muito mais pequena do que a utilizada nas técnicas padrão.[19]

Em 1998, Harrel SK descreveu pela primeira vez a utilização de uma técnica minimamente invasiva para o procedimento de enxerto ósseo periodontal em defeitos intra-ósseos. O autor fornece uma descrição detalhada do procedimento cirúrgico minimamente invasivo, incluindo a utilização de armamentarium para tratar defeitos intra-ósseos isolados. Os resultados de 10 casos mostraram evidências de que a técnica minimamente invasiva é semelhante aos resultados relatados com outras técnicas de enxerto ósseo. A aceitação dos planos de tratamento com recurso à cirurgia minimamente invasiva é melhor por parte dos doentes.[20]

Harrel, em 1999, publicou outro relato de caso de uma técnica de enxerto ósseo minimamente invasiva em defeitos intra-ósseos isolados e enfatizou os critérios de seleção de casos, a utilização de armamento adequado, a utilização de dispositivos de ampliação e mostrou resultados terapêuticos semelhantes aos obtidos com o procedimento cirúrgico periodontal tradicional, mas com muito menos complicações pós-operatórias e cicatrização precoce.[4]

Cortellini, em 1999, inventou um novo procedimento cirúrgico minimamente invasivo especialmente concebido para aceder aos espaços interdentários no tratamento regenerativo de defeitos intra-ósseos profundos, denominado retalho simplificado de preservação da papila. Este procedimento permite uma manipulação simples e segura do tecido interdentário, facilita o encerramento primário e evita o encerramento de uma membrana.[21]

Em 2001, Cortellini e Tonetti avaliaram preliminarmente os resultados de uma abordagem microcirúrgica na terapia regenerativa de defeitos intra-ósseos profundos numa coorte de casos de 26 pacientes através de membranas de regeneração de tecidos guiadas. O encerramento foi conseguido em todos os defeitos tratados e foi mantido em 92,3% dos casos durante todo o período de cicatrização. Os ganhos associados em CAL foram de 5,4 mm em média, correspondendo a um ganho de CAL de 82,8% do componente intraósseo inicial do defeito. O procedimento resultou em quantidades clinicamente importantes de ganhos de CAL e recessões mínimas.[22]

Em 2002, Stambaugh et al. utilizaram uma visualização direta e em tempo real de tecidos duros e moles no sulco gengival através de um endoscópio dentário, com o objetivo de melhorar o diagnóstico e os resultados terapêuticos.[23]

Harrelet al., em 2005, mostrou ganhos de CAL de 4,05 mm após a aplicação de MIPS e EMD em 16 pacientes que apresentavam múltiplos locais com bolsas profundas associadas a diferentes morfologias de defeitos, incluindo envolvimentos de furca.[24]

Harrel SK, em 2005, conduziu um estudo de coorte de 11 meses e tratou 160 locais de defeitos intra-ósseos com EMP com procedimento MIS mostrou que a combinação de MIS e EMP produz reduções significativas nas profundidades de sondagem (PD) e melhorias nos níveis de fixação clínica (CAL), enquanto produz pouco ou nenhum aumento na recessão. [24]

Cortellini et al, em 2007, trataram 13 defeitos intra-ósseos com MIST com EMD, o que demonstrou que a MIST associada à EMD resultou em excelentes melhorias clínicas, limitando a morbilidade dos doentes. A coorte de casos preliminares resultou num ganho de CAL de 4,8-1,9 mm e num preenchimento de 88,7-20,7% do componente intraósseo dos defeitos ao fim de 1 ano.[25]

Cortellini realizou outro estudo em 2007, no qual 40 defeitos intra-ósseos profundos foram tratados com EMD e MIST. O acompanhamento até 1 ano mostrou MIST com EMD, resultando em excelentes resultados clínicos com morbidade intra e pós-operatória muito limitada. [26]

Cortellini et al., em 2008, realizaram um estudo sobre uma técnica cirúrgica minimamente invasiva única com um derivado de matriz de esmalte para tratar múltiplos defeitos intra-ósseos adjacentes, a fim de avaliar os resultados clínicos e a morbilidade do paciente. Quarenta e quatro defeitos intra-ósseos profundos foram acedidos cirurgicamente com o MIST para limitar a extensão do retalho mesio-distal e a reflexão apical do retalho, de modo a reduzir o trauma cirúrgico e aumentar a estabilidade do retalho. Nenhum doente sentiu dor intra-operatória, tendo sido registado um ligeiro edema em seis dos casos na semana 1. O edema foi totalmente resolvido na semana 2 em todos os locais. Não se registou qualquer hematoma pós-cirúrgico, supuração, deiscência do retalho, presença de tecido de granulação ou outras complicações em nenhum dos locais tratados. A sensibilidade da raiz foi registada na semana 1 por 11 pacientes e diminuiu nas semanas seguintes. Na semana 6, apenas cinco pacientes ainda relataram alguma sensibilidade radicular. A 1 ano, os ganhos de CAL foram de 4,4 mm, associados a 2,5 mm de profundidade de sondagem residual e a um aumento de 0,2 a 0,6 mm de recessão gengival.[27]

Wilson et al., em 2008, efectuaram um estudo para determinar a relação entre a presença de depósitos subgengivais de origem dentária e a inflamação detectada com um endoscópio dentário e foi encontrada uma relação estatisticamente significativa entre os depósitos de cálculo subgengival cobertos por biofilmes e a inflamação da parede da bolsa, medida pela alteração da cor. Em >60% dos casos, esta inflamação estava associada apenas a biofilmes sobre depósitos de cálculo, e não a biofilmes isolados.[28]

Cortellini et al., em 2009, desenvolveram uma técnica cirúrgica minimamente invasiva modificada (M-MIST) e trataram 20 defeitos intra-ósseos profundos com EMD e M-MIST, o que resultou numa morbilidade muito limitada dos doentes e em excelentes melhorias clínicas. [29]

Em 2009, Trombelli et al. introduziram uma nova técnica cirúrgica para otimizar o encerramento primário e minimizar o trauma cirúrgico, designada por abordagem de retalho único com acesso bucal. O princípio básico do SFA foi a elevação de um retalho para acessar o defeito apenas em um lado (bucal ou oral), deixando o lado oposto intacto. Ao deixar um grande volume de tecidos moles supracrestais intactos, pode eventualmente ocorrer uma melhor preservação do suprimento sanguíneo na área interdental.[30]

Cortellini et al. em 2009 avaliaram a resposta de cicatrização do MIST para tratar defeitos intra-ósseos profundos. Os resultados mostraram que a morfologia do defeito e a tendência para a hemorragia parecem influenciar os resultados clínicos da utilização de MIST em combinação com EMD. [31]

Harrel SK, em 2010, publicou um resultado de um estudo de coorte prospetivo de 6 anos realizado em 142 locais em 13 pacientes com defeito intraósseo e MIST com EMD produziu reduções significativas na PD e melhoria na CAL, enquanto não produziu recessão detetável e os resultados aos 11 meses permaneceram estáveis aos 6 anos. [32]

Ribeiro FV et al. em 2010 utilizaram o derivado proteico da matriz do esmalte com abordagem cirúrgica minimamente invasiva em defeitos periodontais intra-ósseos. Os resultados clínicos e centrados no paciente promoveram melhorias significativas nos parâmetros clínicos.[33]

Trombelli et al., em 2010, utilizou uma abordagem de retalho único com e sem regeneração tecidular guiada e um biomaterial de hidroxiapatite na gestão de defeitos periodontais intra-ósseos interproximais. O grupo SFA mostrou um fecho completo da ferida em todos os defeitos e a CAL diminuiu significativamente do pré para o pós-operatório em ambos os grupos. A SFA representa uma nova abordagem cirúrgica para a gestão dos tecidos moles na cirurgia reconstrutiva periodontal. A SFA consiste num retalho mucoperiosteal elevado apenas de um lado (bucal ou oral), mantendo intactos os tecidos moles adjacentes. A elevação de um único retalho para aceder ao defeito intraósseo pode potencialmente ter vários benefícios clínicos e técnicos cirúrgicos. Primeiro, pode facilitar o reposicionamento e a sutura do retalho. O retalho pode ser facilmente estabilizado na papila não destacada, otimizando o fechamento da ferida para cicatrização por intenção primária. Além disso, deixar um grande volume de tecidos gengivais supracrestais intactos pode preservar melhor o suprimento vascular interdental. O SFA com e sem HA/GTR parece ser uma abordagem minimamente invasiva valiosa no tratamento de defeitos periodontais intra-ósseos profundos.[34]

Cortellini&Tonetti, em 2011, num estudo de controlo aleatório baseado nos resultados clínicos e radiográficos da técnica cirúrgica minimamente invasiva modificada com e sem material regenerativo, tratou 45 defeitos intra-ósseos profundos isolados. O seu estudo mostrou que a M-MIST isolada e combinada com EMD ou EMD e xenoenxerto (BMDX), ou seja, M-MIST com ou sem materiais regenerativos, resultou em melhorias clínicas e radiográficas significativas. [35]

Ribeiro FV et al, em 2011, realizaram um estudo para avaliar o papel da proteína derivada da matriz de esmalte na cirurgia minimamente invasiva no tratamento de defeitos intra-ósseos em dentes com uma única raiz. 30 pacientes com defeitos intra-ósseos foram tratados com EMD com MIST e o resultado mostrou que o uso de EMD não proporcionou benefícios superiores no resultado da abordagem MIST para o tratamento de defeitos intra-ósseos.[36]

Cosyn J et al., em 2012, utilizou a terapia periodontal regenerativa através de cirurgia minimamente invasiva e um xenoenxerto derivado de bovino enriquecido com colagénio para tratar 95 pacientes não fumadores com defeitos infra-ósseos interdentários e avaliar os resultados clínicos e estéticos. A MIST e o xenoenxerto demonstraram um resultado clínico favorável após 1 ano, embora a estética dos tecidos moles não pudesse ser totalmente preservada. [37]

Mishra A et al. em 2013 avaliaram a eficácia da técnica cirúrgica minimamente invasiva modificada no tratamento de defeitos intra-ósseos humanos com ou sem a utilização do gel rhPDGF-BB. O acompanhamento de 6 meses mostrou que a melhoria em ambos os grupos pode ser atribuída à nova técnica cirúrgica e não à adição de rhPDGF-BB.[38]

Ribeiro FV et al. em 2013 avaliam as alterações clínicas e microbiológicas após abordagens terapêuticas minimamente invasivas em defeitos intra-ósseos. O seu estudo avalia as alterações do MINST e do MIST em defeitos intra-ósseos em dentes com uma única raiz. O MINST e o MIST forneceram resultados clínicos e alterações microbiológicas comparáveis no tratamento de defeitos intra-ósseos ao longo de 12 meses de acompanhamento. [39]

Em 2013, Harrel SK et al. desenvolveram um videoscópio para auxiliar a cirurgia minimamente invasiva. A melhoria no PPD e CAL do V-MIS foi observada quando comparada com os resultados previamente comunicados de cirurgia regenerativa periodontal e procedimentos regenerativos minimamente invasivos previamente comunicados. O videoscópio proporciona um método novo e melhorado de visualização em procedimentos cirúrgicos que utilizam incisões muito pequenas. A clareza e a ampliação proporcionadas pelo videoscópio melhoram a capacidade do cirurgião para ver a lesão.[40]

Em 2016, Ghezzi C et al. utilizaram uma técnica cirúrgica minimamente invasiva na regeneração periodontal em 20 defeitos infra-ósseos aleatoriamente atribuídos ao grupo GTR ou ao grupo IPR. Foi observada uma melhoria significativa nos parâmetros clínicos em ambos os grupos, embora não tenham sido encontradas diferenças intergrupos. MIST com GTR, regeneração periodontal indutiva (IPR) demonstrou resultados muito bons 1 ano após a cirurgia, sem diferenças entre os grupos de tratamento.[41]

Aimetti M et al. em 2016 mostraram uma nova abordagem sem retalho versus cirurgia minimamente invasiva na regeneração periodontal com proteínas derivadas da matriz do esmalte em 30 defeitos intra-ósseos ≥3 mm. o seu estudo concluiu que o procedimento Flapless pode ser aplicado com sucesso no tratamento regenerativo de defeitos intra-ósseos profundos atingindo resultados clínicos comparáveis aos da MIST e pode apresentar vantagens importantes em termos de redução do tempo de cadeira operatória.[42]

Mizutaniin 2016 utiliza lasers na terapia periodontal e peri-implantar minimamente invasiva para controlar a inflamação e proporcionar efeitos de bioestimulação com energia fotónica. A terapia periodontal com laser, especialmente várias modalidades de cirurgia de bolsa periodontal minimamente invasiva, pode reduzir a necessidade de tratamento cirúrgico convencional adicional. Este procedimento também pode ser aplicado para o tratamento da mucotite peri-implantar, bem como da peri-implantite inicial. Esta meta-análise não mostrou diferenças estatisticamente significativas na redução da bolsa e no ganho de fixação clínica em comparação com o desbridamento mecânico isolado, embora tenham sido registados efeitos positivos limitados da terapia laser adjuvante.[43]

Stephen K. Harrel, em 2016, no seu estudo One-Year Outcome and Patient Morbidity of V-MIS, mostrou uma melhoria estatisticamente significativa na PPD média (4,11 ± 0,98 mm) e na CAL (4,58 ± 1,19 mm) em todos os locais cirúrgicos. Também foi observada uma melhoria média na altura dos tecidos moles (0,48 ± 0,65 mm, P = 0,006). Na maioria dos casos, os pacientes não referiram qualquer desconforto pós-operatório. As melhorias associadas ao V-MIS parecem ser favoráveis quando comparadas com os resultados previamente relatados da cirurgia regenerativa periodontal.[44]

Rana Al-Falaki et al., em 2016, trataram defeitos periodontais infra-ósseos utilizando um tratamento minimamente invasivo com terapia laser de duplo comprimento de onda. Avaliaram a eficácia de um novo protocolo de duplo comprimento de onda na gestão de defeitos infra-ósseos como a utilização de material adjuvante, como enxertos ou produtos biológicos, que consome muito tempo e está associado a despesas e morbilidade para o paciente. Foram tratados 32 defeitos através de desbridamento ultrassónico, seguido de aplicação sem retalho de laser de Erbium, Chromium :Yttrium, Scandium, Gallium, Garnet (Er,Cr:YSGG) (comprimento de onda 2780 nm), e aplicação final de laser de díodo (comprimento de onda 940 nm).Houve um ganho significativo na altura óssea linear relativa (extensão apical do osso), com percentagem média de preenchimento ósseo de 39,7 ± 41,2% e 53% dos locais mostrando pelo menos 40% de preenchimento ósseo. No entanto, não se registaram alterações significativas na altura óssea supracrestal. Para além do efeito bactericida, da remoção do biofilme, da smear layer, da endotoxina e do cálculo, e da capacidade de remover o tecido de granulação, o Er,Cr:YSGG também modifica a superfície radicular de forma a ser mais favorável à fixação de fibroblastos e de componentes sanguíneos, em comparação com as superfícies radiculares raspadas (instrumentadas por ultra-sons ou manualmente). A remoção do epitélio exterior actua talvez de forma semelhante a uma membrana periodontal, atrasando o crescimento das células epiteliais e permitindo mais tempo para a formação de um tecido conjuntivo de ligação, que demora cinco vezes mais tempo.[45]

Shan Liu et al., em 2016, numa meta-análise da cirurgia minimamente invasiva combinada com biomateriais regenerativos no tratamento de defeitos intra-ósseos, mostraram que os ganhos médios de CAL no grupo MIS mais biomateriais foram 0,24 mm superiores aos ganhos médios de CAL no grupo MIS. Não foram detectadas diferenças significativas entre os dois grupos. Com o aperfeiçoamento do MIS, a taxa média de encerramento primário da ferida no tratamento de defeitos intra-ósseos foi de 100% e manteve-se em 95% durante uma semana em doentes com um defeito num único local e a taxa média de encerramento primário da ferida no tratamento de defeitos intra-ósseos foi de 100% durante uma semana em doentes com múltiplos locais.[46]

David E. Azar, em 2017, publicou um caso de tratamento minimamente invasivo com um único implante na zona estética, que consistiu numa abordagem minimamente invasiva, que combinou a colocação imediata de implantes, o aumento de tecidos duros e moles e a provisionalização imediata numa única consulta, e que foi utilizada para obter um resultado altamente aceitável.[47]

Em 2017, Ernesto publicou uma técnica de aumento do rebordo estético minimamente invasivo subperiosteal (SMART). 60 locais com défice do rebordo alveolar foram tratados com um período de observação pós-operatória de 30 meses e o aumento horizontal médio alcançado com a técnica foi de 5,11 mm. Oferece uma maior previsibilidade e volumes ósseos aumentados de forma consistente, evitando as desfigurações dos tecidos moles, as complicações e a morbilidade associadas às técnicas de retalho. O método SMART não requer a utilização de membranas, parafusos de fixação ou decorticação. [48]

ARMAMENTÁRIO DO MIT

Os princípios da cirurgia minimamente invasiva baseiam-se em três componentes essenciais que formam a tríade - ampliação, iluminação e instrumentação.[18]

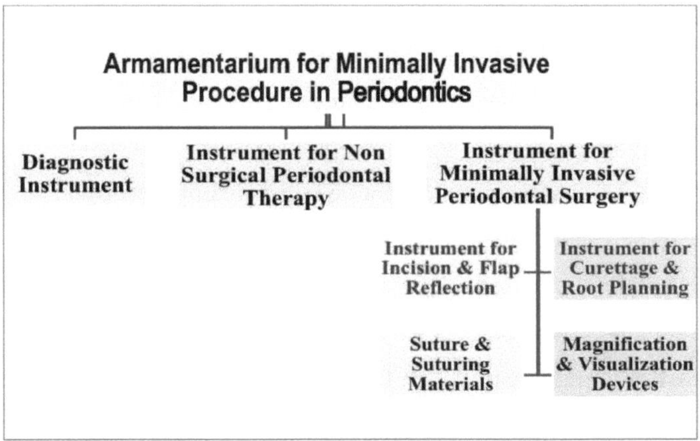

I. Instrumentos de diagnóstico:

1. Endoscópio periodontal: O endoscópio periodontal, desenvolvido na década de 1990, proporciona uma tecnologia de visualização que pode ser colocada numa bolsa intacta sem uma incisão cirúrgica. O endoscópio periodontal consiste em fibras de vidro contidas numa bainha de plástico descartável com um pequeno tubo de aço inoxidável e uma lente de safira selada. O tubo de aço inoxidável é retido num instrumento dentário portátil que permite que as fibras e a lente sejam direccionadas para a bolsa periodontal sem elevação do retalho. Algumas das fibras de vidro direccionam a luz para o ambiente subgengival. Outras fibras de vidro captam uma imagem deste espaço. A imagem é devolvida a uma câmara externa que a apresenta num monitor. O operador pode visualizar diretamente a área de tratamento olhando para o monitor, o que lhe permite determinar a necessidade e a eficácia dos esforços para remover os depósitos ligados à raiz.

O endoscópio de fibra de vidro atualmente disponível tem menos de 1 mm de diâmetro. Contém vários milhares de fibras ópticas de vidro individuais. É considerado flexível, uma vez que é possível dobrar e flexionar um pouco. No entanto, deve ter o cuidado de evitar uma flexão significativa das fibras para reduzir a probabilidade de fratura. Normalmente, mesmo com cuidado, algumas das fibras de vidro individuais partir-se-ão com o uso. À medida que as fracturas ocorrem, haverá alguma degradação da quantidade de luz que chega ao local da cirurgia e a imagem devolvida à câmara externa será degradada. A imagem continuará a degradar-se com o uso até que as fibras do endoscópio tenham de ser substituídas. Esta degradação e a necessidade de substituição podem ser um fator significativo no custo da utilização de um endoscópio periodontal.

É necessária uma bainha para cobrir as fibras de vidro porque as fibras não podem ser esterilizadas. A bainha vem esterilizada e o endoscópio está totalmente contido dentro da bainha estéril. A bainha também actua como um canal para o líquido que flui para o sulco para manter o local de tratamento livre de sangue e detritos. Sem um fluxo constante de líquido, a ótica do endoscópio ficaria rapidamente suja e impossível de utilizar. A bainha cirúrgica é um artigo de utilização única que acresce uma quantidade moderada de despesas à sua utilização. 8[4,23,2]

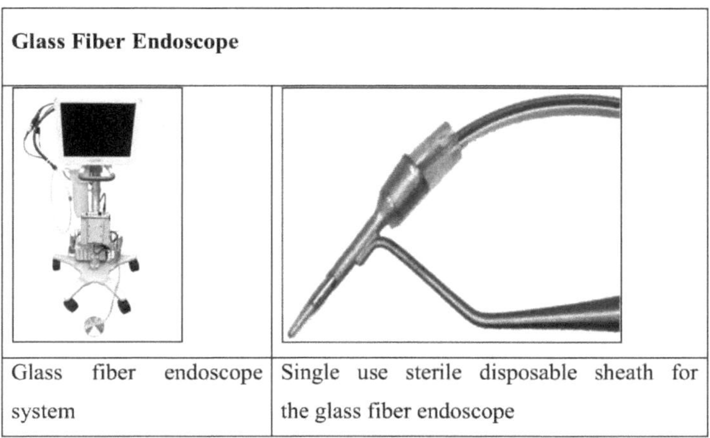

Glass Fiber Endoscope	
Glass fiber endoscope system	Single use sterile disposable sheath for the glass fiber endoscope

II. <u>Instrumento para terapia periodontal não cirúrgica</u>:

1. **<u>Endoscópio de fibra de vidro</u>:** O endoscópio de fibra de vidro atualmente disponível é o único dispositivo que permite a visualização da superfície radicular sem a necessidade de acesso cirúrgico. Como tal, este instrumento é único e não existe outra alternativa disponível para a visualização durante o alisamento

radicular fechado. A técnica de fibra ótica, juntamente com a cureta modificada, a sonda e o raspador ultrassónico, tornou o diagnóstico e a terapia periodontal não cirúrgica mais um tratamento definitivo do que um procedimento cego.

A. **Cureta endoscópica:** Um tubo de aço inoxidável é soldado à haste da cureta perto da sua lâmina de corte. É adicionado um retractor gengival à lâmina para manter o tecido gengival afastado da ponta de trabalho.

B. **Adaptador ultrassónico:** É constituído por um colar de aço inoxidável, um suporte e um tubo soldados numa única unidade. O tubo também direcciona o fluido de irrigação para a janela endoscópica anexa. Todos estes instrumentos são reutilizáveis e compatíveis com a clave automática. [4,23]

Os sistemas endoscópicos disponíveis para utilização dentária são o sistema de perioscopia DV2 e o perioscópio. O endoscópio tem um campo de visão nominal de 53 graus na área subgengival e uma ampliação de 15X - 46X, dependendo da distância entre o objeto e a ponta do endoscópio. As imagens reproduzidas pelo endoscópio são fotografias inalteradas que têm de ser interpretadas pelo médico. Na visualização endoscópica, o cálculo subgengival preto pode parecer branco e cristalino, o cálculo pode mudar de cor, consistência e forma em diferentes partes e, no fim de contas, a área subgengival pode estar inundada com fluido sulcular, placa bacteriana, saliva, sangue, etc.

Existem preocupações acerca do endoscópio que têm limitado a sua aceitação para tratamentos periodontais de rotina. Entre elas está a falta de nitidez da imagem transmitida ao monitor. A maior parte da falta de nitidez deve-se ao número limitado de fibras de vidro disponíveis para transmitir a imagem. Um maior número de fibras aumentaria o diâmetro do dispositivo e limitaria a sua utilização sem elevação do retalho. Outro fator que contribui para a falta de nitidez é a quantidade de detritos suspensos no líquido de irrigação. A imagem pode ser melhorada movendo o instrumento sobre a superfície da raiz e fazendo com que os detritos no sulco sejam lavados pelo fluxo do irrigante. Para além disso, a curva de aprendizagem deste instrumento pode ser bastante acentuada.

As melhorias potenciais para a visualização não cirúrgica são numerosas. O primeiro objetivo seria melhorar a qualidade da imagem. Isto pode ser conseguido através de um aumento do número de fibras ópticas. Isto permitiria um maior número de fibras para levar a luz ao sulco, bem como forneceria mais fibras para transmitir a imagem ao monitor.

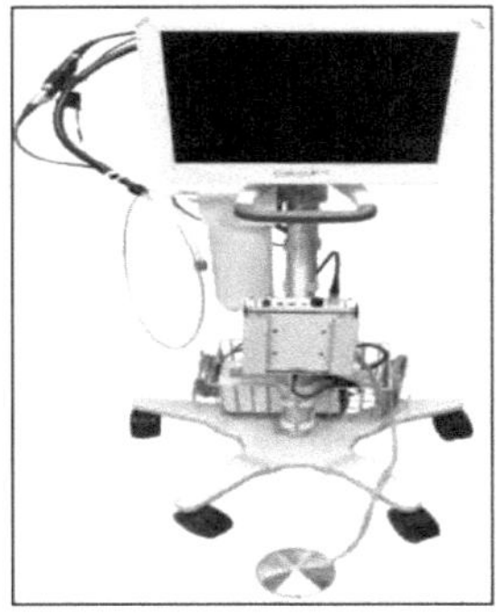

Perioscopy System

Outra melhoria possível seria ter um método melhor para manter a área de tratamento livre de sangue e detritos. O líquido que flui constantemente através do sulco tende a tornar-se rapidamente turvo. Isto limita ainda mais a visualização da área de tratamento. Qualquer melhoria na visualização deve incluir tornar o endoscópio mais fiável e menos frágil.

A tecnologia atual torna difícil melhorar ainda mais o endoscópio de fibra de vidro. Um aumento do número de fibras para transmissão ótica implica a necessidade de aumentar o tamanho do endoscópio, o que, por sua vez, tornaria a colocação do endoscópio no sulco mais difícil, dolorosa e traumática. A dada altura, poderá ser possível utilizar fibras mais pequenas que ultrapassem algumas destas dificuldades técnicas.

A utilização do endoscópio tornou-se aceite na maioria das disciplinas médico-cirúrgicas. Atualmente, os procedimentos minimamente invasivos resultam, por rotina, numa rápida cicatrização de feridas, menos complicações e tempos de recuperação mais curtos. O endoscópio periodontal consiste num endoscópio/câmara flexível de 1 mm de diâmetro e 1 m de comprimento, ligado a um instrumento dentário designado por "explorador" endoscópico, que transporta uma lente ligada a um cabo de fibra ótica que pode ser colocado subgengivalmente e proporciona ao médico a visualização do ambiente subgengival. As imagens são imediatamente apresentadas num monitor do lado da cadeira (vídeo em tempo real) e ampliadas 24-48 vezes, revelando pormenores minuciosos, tais como cáries, fracturas radiculares, perfurações, reabsorção, biofilme e cálculo, que anteriormente poderiam ser indetectáveis. Os autores chamam a esta iluminação e ampliação do ambiente subgengival uma abordagem "micro visual". Foi demonstrado que a endoscopia dentária revela depósitos tão pequenos que não podem ser vistos durante a cirurgia periodontal tradicional, mesmo com um microscópio cirúrgico ou lupas de ampliação dentária. Os microscópios dentários têm ampliações de 2 × a 20 ×. Nas ampliações mais elevadas, o mais pequeno movimento pode afetar a imagem. Isto deve-se à grande distância entre a lente objetiva do microscópio e a imagem real na boca. Além disso, a visualização dos aspectos internos da dentição, bem como da parte distal dos dentes posteriores, é limitada. O endoscópio periodontal está intimamente próximo da superfície da raiz; por isso, a imagem fica facilmente dentro da profundidade de campo focal. Com iluminação de fibra ótica e alta ampliação, o endoscópio dentário permite a visualização das superfícies radiculares, dos aspectos internos da maioria das furcações e de defeitos ósseos que não podem ser vistos com qualquer outro dispositivo, exceto cirurgicamente com o videoscópio dentário. O desbridamento periodontal endoscópico é a única tecnologia de vídeo em tempo real, minimamente invasiva e não cirúrgica disponível para o tratamento da doença periodontal. [13]

Indicações para a utilização da técnica endoscópica

a. terapia periodontal inicial;
b. locais que não responderam ao desbridamento não cirúrgico tradicional;
c. manutenção de pacientes com inflamação crónica ou aumento da profundidade de sondagem;
d. profundidades de sondagem residuais em pacientes em manutenção que recusam a terapia cirúrgica e/ou quando a cirurgia é contra-indicada por razões médicas ou estéticas;
e. Suspeita de patologia subgengival, como cáries, fracturas radiculares, perfurações ou reabsorção.

Existem vários sistemas endoscópicos disponíveis para utilização dentária. Por exemplo, o Sistema de Perioscopia DV2 e o Sistema de Perioscopia - são utilizados para proporcionar uma terapia periodontal não cirúrgica e um diagnóstico minimamente invasivo.

Estes sistemas têm seis características principais:

1. Fonte de luz da câmara
2. Monitorizar
3. Fibra de endoscópio
4. Bainha
5. Explorador
6. Dispositivo de distribuição de água

1. A câmara e a fonte de luz da unidade de controlo principal (MCU) do sistema de perioscopia DV2 fornecem imagens de vídeo em tempo real. A fonte de luz é uma lâmpada de arco que cria uma fibra de luz intensa e focada, fornecida opticamente ao campo de trabalho. O Sistema de Perioscopia utiliza uma câmara CCD/LED e um acoplamento de luz para fornecer imagens e iluminação da fibra do endoscópio para o monitor através de um controlador. O controlador possui definições de janela, controlo de ganho, equilíbrio de brancos e iluminação optimizadas para endoscopia dentária. Uma "peça de mão" contém a câmara e o LED juntamente com um botão de focagem.

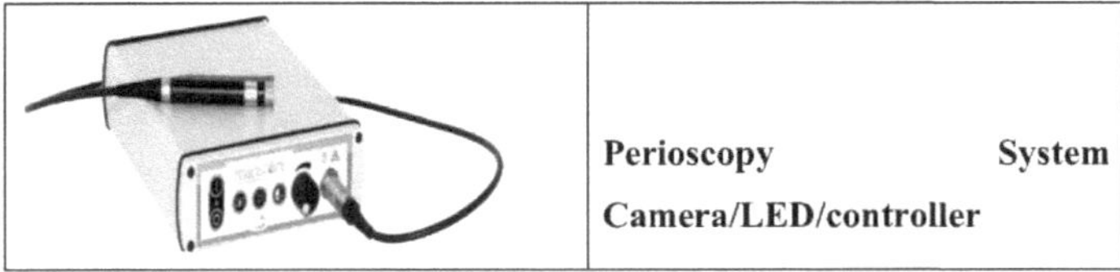	**Perioscopy System Camera/LED/controller**

2. O monitor de vídeo LCD a cores do Sistema de Perioscopia DV2 fornece imagens a cores detalhadas e em tempo real do local do procedimento, conforme visualizado pelo endoscópio ligado. O monitor de grau médico Perioscopy System fornece imagens de vídeo em tempo real e de alta definição recebidas do endoscópio dentário. A imagem é 25% maior e a resolução é uma melhoria significativa em relação ao sistema DV2.

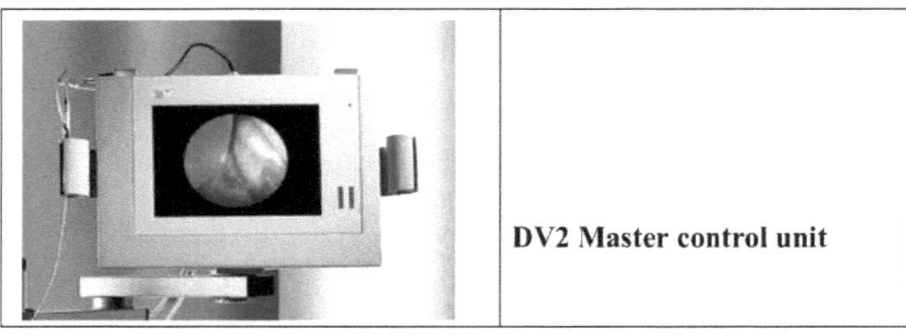	**DV2 Master control unit**

3. O endoscópio dentário (ou fibra) é um dispositivo para utilização com a família de instrumentos dentários do endoscópio dentário. A fibra consiste numa haste muito fina e flexível que contém capacidades de imagem e de iluminação. Quando inserida na bainha endoscópica dentária e depois nos exploradores endoscópicos, a fibra do endoscópio fornece imagens pormenorizadas e altamente ampliadas do local de diagnóstico e/ou tratamento. O sistema de lentes do microscópio amplia a imagem obtida pela sonda de fibra ótica e cria uma luz intensa e focada que é enviada por fibra ótica para o campo de trabalho. Este endoscópio de fibra ótica reutilizável tem 1 mm de diâmetro e 1 m de comprimento e contém 20 fibras diferentes. A sonda de fibra ótica com manga de quartzo é composta por 19 guias de luz de 125 μm que fornecem luz ao campo de trabalho. Estas envolvem um guia de imagem de 10.000 pixéis constituído por fibras fundidas de 2 μm para captar a imagem. A extremidade da sonda tem uma lente de índice gradiente micro-polida à mão e proporciona um campo de visão de 3 mm de largura. A profundidade de campo de trabalho permite uma focagem de 2 a 6 mm a partir da ponta, sendo 4,5 mm o ideal. A ampliação é de 24 × -48 ×, consoante a proximidade da lente. A fibra não necessita de esterilização de rotina quando utilizada com a bainha endoscópica.

4. A bainha: Uma bainha endoscópica descartável de utilização única foi concebida para fornecer irrigação de água para manter a lente do endoscópio limpa, eliminar a necessidade de esterilizar ou desinfetar a fibra entre casos e proporcionar uma vida útil da fibra significativamente mais longa. A construção do bilúmen consiste num tubo transparente que cobre completamente a fibra endoscópica e num tubo azul que transporta a irrigação de água para o local de trabalho. Cada bainha estéril tem uma janela de safira, uma célula de janela (um tubo de aço inoxidável com lentes de safira), um vedante de ponta de precisão e conectores Luer-Lock duplos para ligações de água e fibra. Estes elementos criam uma vedação estanque ao fluido que assegura um posicionamento exato da ponta de trabalho do explorador endoscópico.

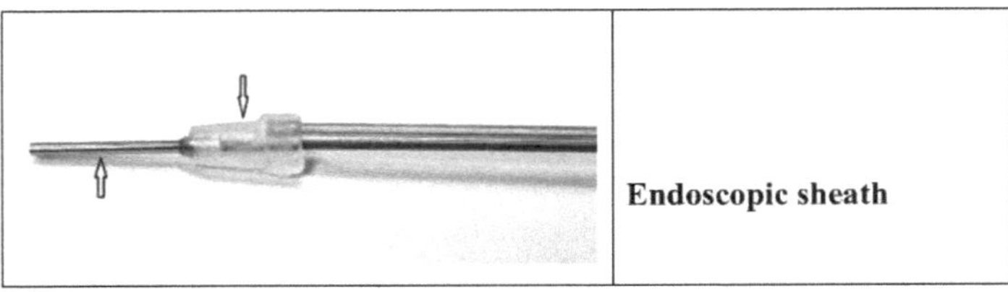	**Endoscopic sheath**

5. A fibra é colocada numa bainha esterilizada e é depois colocada num explorador endoscópico. O complexo fibra-bainha-explorador é então colocado no sulco pelo clínico para visualização subgengival. Os exploradores endoscópicos dentários são instrumentos dentários esterilizáveis que seguram o complexo bainha/fibra, permitindo a sua utilização intra-oral. O explorador endoscópico tem um escudo que desvia o tecido mole da bolsa para longe da lente da câmara, criando um espaço de acesso visual à superfície da raiz.

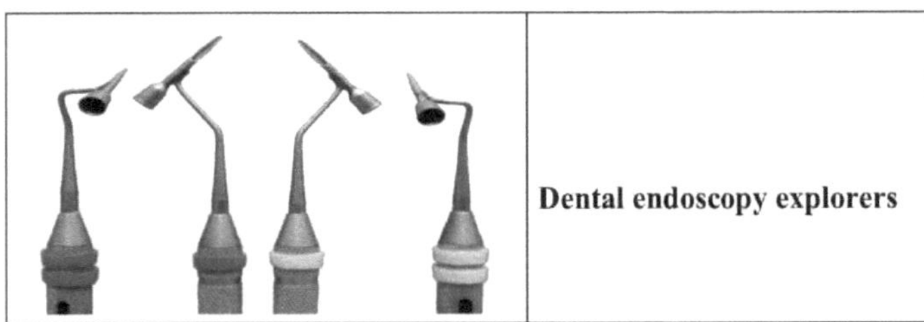	**Dental endoscopy explorers**

6. Um dispositivo de fornecimento de água pressurizado e autónomo está ligado ao carrinho do sistema endoscópico dentário e não só proporciona uma fonte constante de lavagem da bolsa durante um procedimento endoscópico, como também mantém a lente livre de detritos, como sangue e tecido, proporcionando uma imagem de vídeo nítida. O dispositivo de fornecimento de água liga-se a uma linha de ar normal no consultório e funciona através de um pedal reóstato por meio de uma válvula airoperada. [4,23,28,49,50,51]

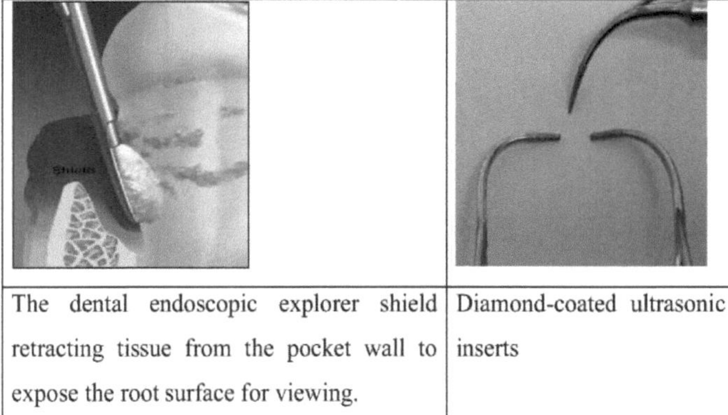

The dental endoscopic explorer shield retracting tissue from the pocket wall to expose the root surface for viewing.	Diamond-coated ultrasonic inserts

III. Instrumentos para cirurgia minimamente invasiva

A fim de efetuar uma abordagem cirúrgica atraumática no MIPS, a utilização de instrumentos cirúrgicos miniaturizados é considerada de grande importância.

1. **<u>Instrumento para a reflexão de incisões e retalhos</u>:**

De acordo com Harrel, as incisões sulculares iniciais são efectuadas com uma lâmina 12b. Trata-se de uma lâmina de bisturi descartável curvada padrão, em que ambos os bordos da curva são afiados. Esta lâmina tem a vantagem de ter alguma rigidez e a capacidade de ser utilizada num movimento de empurrar-puxar. Isto tem-se revelado muito útil para as incisões sulculares. Esta lâmina também pode ser utilizada para efetuar a incisão horizontal ao longo do corpo da papila.

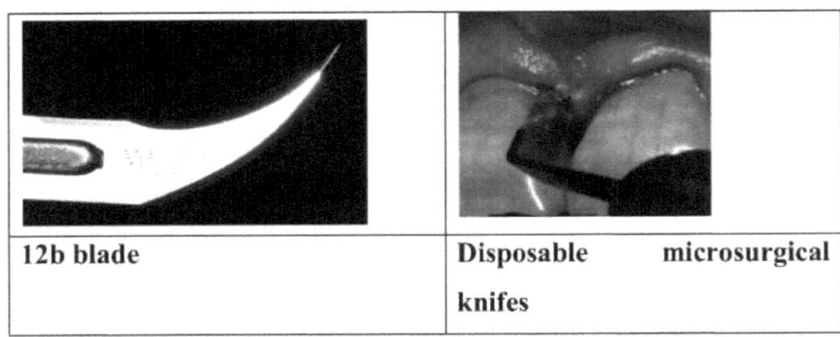

12b blade	**Disposable microsurgical knifes**

Outras lâminas que podem ser úteis são as chamadas lâminas microcirúrgicas. O tamanho destas lâminas permite um bom acesso a espaços pequenos, mas a falta de rigidez da lâmina é muitas vezes um impedimento significativo à sua utilização. Estas lâminas também tendem a ter uma "mola" que faz com que a lâmina se mova subitamente quando a lâmina "apanha" o osso ou o cálculo. Este movimento súbito da lâmina muito afiada pode danificar o tecido. Estão disponíveis muitas lâminas microcirúrgicas descartáveis de diferentes formas, que podem ser utilizadas para todas as incisões utilizadas em V-MIS/MIS.[4,40,44]

As facas mais frequentemente utilizadas para MIS são as utilizadas em cirurgia oftálmica: facas de quebrar lâminas, crescentes, mini-crescentes, de colher, de lamelas e esclerais. As características comuns destas facas são a sua extrema nitidez e o seu tamanho reduzido. Isto permite incisões e manobras precisas em áreas pequenas.

O canivete quebra-lâminas possui um cabo no qual é fixado um pedaço de lâmina de barbear oftálmica. Isto permite infinitas angulações da lâmina. Esta faca é frequentemente utilizada em vez de uma lâmina no. 15. O bisturi em forma de meia-lua pode ser utilizado para procedimentos intrasulculares. Está disponível com cabos de uma só peça ou com uma lâmina amovível. Pode ser utilizada em procedimentos de enxerto de tecido conjuntivo para obter o enxerto do dador, para fazer um túnel sob o tecido e para preparar o local recetor. A faca de colher é chanfrada num dos lados, permitindo que a faca percorra o tecido adjacente ao osso. É frequentemente utilizada em procedimentos microcirúrgicos para minar o tecido, melhorando a colocação de um enxerto de tecido conjuntivo. Os retractores e os elevadores foram reduzidos.

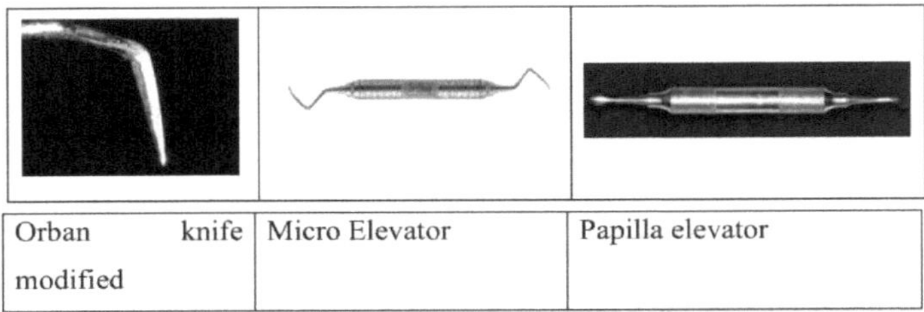

Orban knife modified	Micro Elevator	Papilla elevator

A dissecção afiada da papila é efectuada com uma faca Orban modificada. O tamanho de uma faca Orban normal é reduzido em cerca de um terço da sua largura. A rigidez da faca Orban é muito útil para refletir o retalho porque permite uma dissecção de espessura dividida, bem como a capacidade de "puxar" o retalho à medida que a incisão é feita. [4,5]

Micro Elevador: Desenvolvido em conjunto com o Dr. Tabanella, a Hu-Friedy concebeu uma série de instrumentos utilizados em cirurgias periodontais, incluindo micro elevadores; o Tabanella Micro Elevator é um micro elevador afiado para a elevação rápida e minimamente invasiva de retalhos e papilas. Também pode ser utilizado para a remoção de retalhos secundários.

O elevador de papilas é um instrumento discoide de duas extremidades. As duas extremidades de trabalho têm uma forma desmilunar, são semi-afiadas e diferem nos seus diâmetros. Com a ajuda do elevador de papilas, pode preparar estruturas de tecido fino com um mínimo de trauma.

2. Instrumento para Curetagem e Aplainamento de Raízes:

É necessário um desbridamento completo do defeito periodontal e do dente adjacente para otimizar as hipóteses de regeneração. O desbridamento do defeito consiste em duas partes. A primeira é a remoção do tecido de granulação. A segunda é a remoção do cálculo, do biofilme e da rugosidade da superfície da raiz. A lâmina de uma cureta Younger-Goode 7/8 é ideal para a remoção grosseira de tecido de granulação do defeito periodontal através da pequena abertura de acesso MIS. Trata-se de um instrumento relativamente pequeno com um eixo estreito que pode ser utilizado num movimento semelhante ao de uma "colher" utilizada para a remoção de cáries.

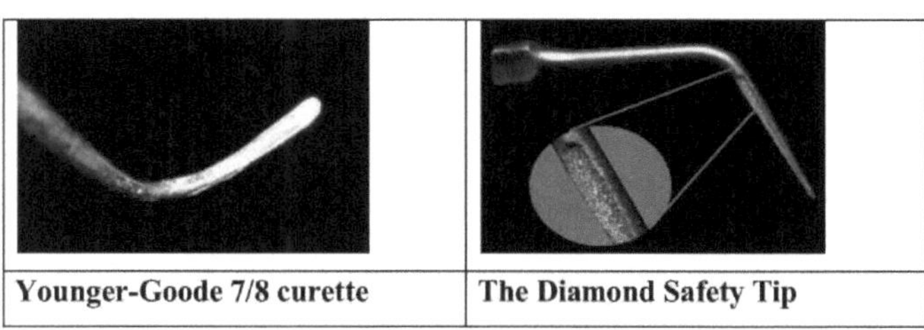

Younger-Goode 7/8 curette	**The Diamond Safety Tip**

O desbridamento da superfície da raiz é normalmente iniciado com um raspador ultrassónico. A ponta de segurança de diamante (Vista Dental, Milwaukee, WI) é a ponta de ultra-sons preferida para este fim. Esta ponta tem a agressividade de uma ponta de ultra-sons de diamante; mas como a ação abrasiva do diamante é limitada, pode ser utilizada com segurança em pequenos defeitos sem risco de danificar a superfície da raiz. Após a utilização de um raspador ultrassónico, são utilizadas curetas manuais, tipicamente Graceys, para a remoção mecânica do cálculo remanescente.[4,12]

3. Material de sutura:

De um modo geral, para os MIPS, os instrumentos de sutura devem incluir: porta-agulhas micro, tesoura micro e pinças micro dentárias.[73]

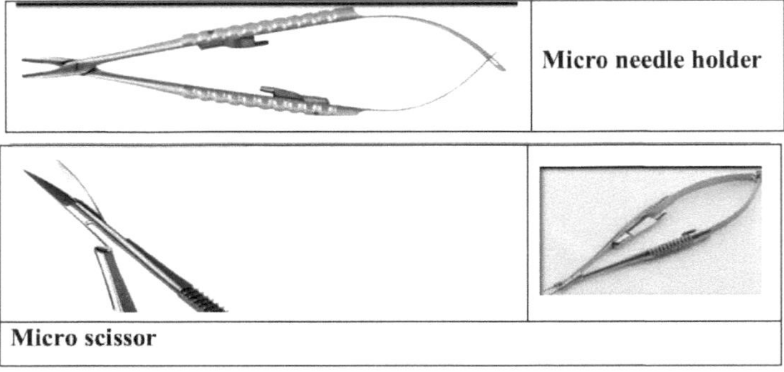

Na maioria dos casos, o material utilizado é uma sutura de colagénio simples ou crómica 4-0. No entanto, o material exato da sutura não parece ser crítico, mas deve ser suficientemente forte para permitir que o tecido seja puxado firmemente em conjunto e não ser tão pequeno que corte o tecido quando a tensão é aplicada. As suturas permitem a adaptação da ferida, bem como a deslocação e estabilização do tecido durante o processo de cicatrização.[4,52]

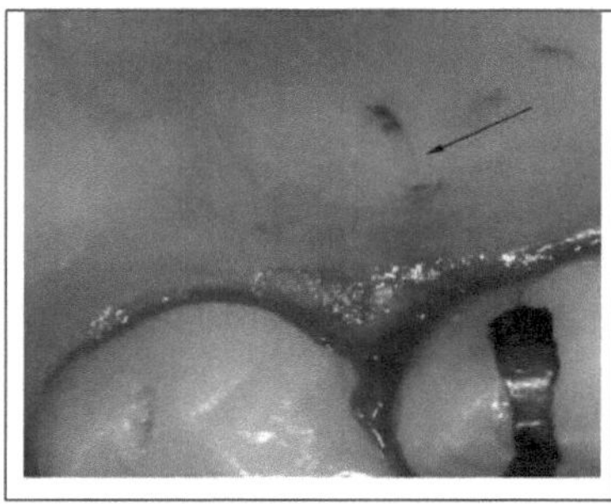	**Suture for better healing process**

4. <u>Dispositivos de ampliação e visualização</u>:

A cirurgia periodontal minimamente invasiva tem utilizado tradicionalmente um microscópio cirúrgico ou um telescópio cirúrgico. Ambos os instrumentos oferecem ampliação e, normalmente, têm algum tipo de fonte de luz integrada no dispositivo.

A. <u>Lupas de aumento</u>:

As lupas são essencialmente dois microscópios monoculares com lentes montadas lado a lado e inclinadas para dentro (ótica convergente) para focar um objeto. Os telescópios cirúrgicos funcionam através da ampliação de uma parte do campo cirúrgico. Olhar por cima do telescópio permite ao cirurgião ver um campo cirúrgico maior sem ampliação. A ampliação com telescópios cirúrgicos é normalmente de 2× a 7,5×. Os telescópios mais utilizados situam-se na gama de 3× a 5×. Os telescópios cirúrgicos também estão disponíveis numa gama de distâncias focais que permitem ao cirurgião sentar-se numa posição vertical confortável, mantendo a focagem no local da cirurgia. A distância focal dos telescópios é selecionada de acordo com as preferências pessoais do cirurgião. Frequentemente, os telescópios cirúrgicos integram uma luz de alta intensidade. A luz pode ser de halogéneo ou LED e pode normalmente ser focada num diâmetro muito estreito. A capacidade de colocar uma luz brilhante focada no campo que é ampliado é uma grande vantagem quando são efectuadas cirurgias com pequenas incisões.[4,5,6]

Um sistema ótico de lente convergente é designado por ***sistema ótico Kepleriano***. São normalmente utilizados três tipos de lupas Keplerianas em periodontia: lupas simples ou de elemento único, lupas compostas e lupas telescópicas com prisma. Cada tipo pode diferir bastante em termos de sofisticação ótica e conceção individual.

Embora as lupas sejam amplamente utilizadas, a sua principal desvantagem é o facto de os olhos terem de convergir para ver uma imagem, o que pode resultar em tensão ocular, fadiga e mesmo alterações da visão com o uso prolongado. São normalmente utilizados três tipos de lupas de ampliação.

i. Lupas simples
ii. Lupas compostas
iii. Lupas de prisma

i. Lupas simples:

As lupas simples são constituídas por um par de lentes de menisco simples, positivas e colocadas lado a lado. Cada lente tem duas superfícies refractárias, uma quando a luz entra na lente e a outra quando sai. A principal vantagem das lupas simples é o seu baixo custo.

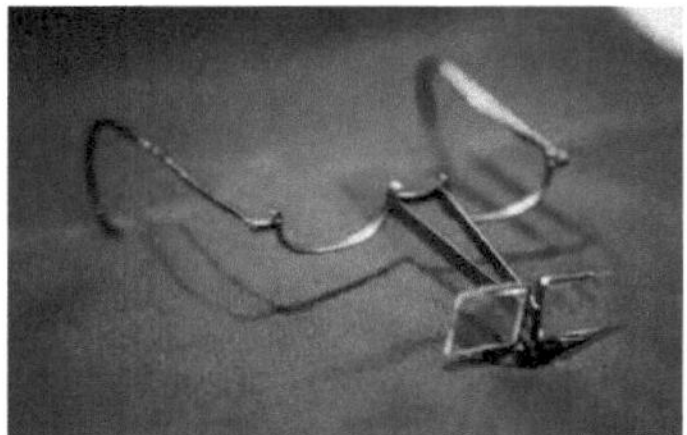

Lupa simples

Desvantagens:

- É primitivo e tem capacidades limitadas.
- Altamente sujeito a aberrações esféricas e cromáticas, o que distorce a imagem do objeto.
- A ampliação é aumentada apenas através do aumento do diâmetro ou da espessura da lente.
- Devido às suas limitações de tamanho e peso, não tem aplicação prática em medicina dentária para além de uma gama de ampliação de 1,5 diâmetros.
- Quando posicionado perto do olho, sacrifica a profundidade de campo para a distância de trabalho.
- Quando posicionada perto do objeto visualizado, sacrifica a distância de trabalho pela profundidade de campo.

ii. Lupas compostas:

Consiste em múltiplas lentes convergentes com espaços de ar intermédios para obter um poder de refração adicional, ampliação, distância de trabalho e profundidade de campo. É acromática e apresenta uma conceção ótica substancialmente melhorada. Uma lente acromática é constituída por duas peças de vidro, geralmente unidas com resina transparente. A densidade específica de cada peça neutraliza a aberração da peça adjacente. É normalmente montada em óculos. Pode ser ajustado às necessidades clínicas sem aumento excessivo de tamanho ou peso. No entanto, torna-se insuficiente do ponto de vista ótico com ampliações superiores a 3x.

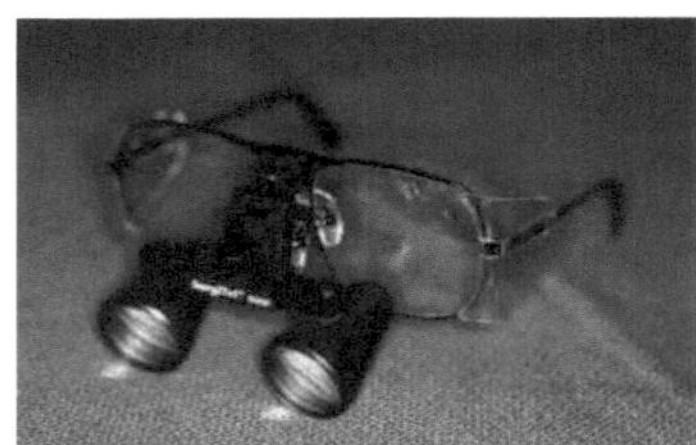

Lupas compostas

iii. Lupas de prisma:

São o tipo de ampliação de lupa mais avançado em termos ópticos. São superiores a outras lupas em termos de melhor ampliação, maiores profundidades de campo, maiores distâncias de trabalho e maiores campos de visão. Os canos das lupas de prisma são suficientemente curtos para serem montados em óculos ou numa bandolete. No entanto, em ampliações de 3,0 diâmetros ou superiores, as lupas montadas em bandoletes são mais confortáveis e estáveis do que as montadas em óculos, devido ao maior peso.

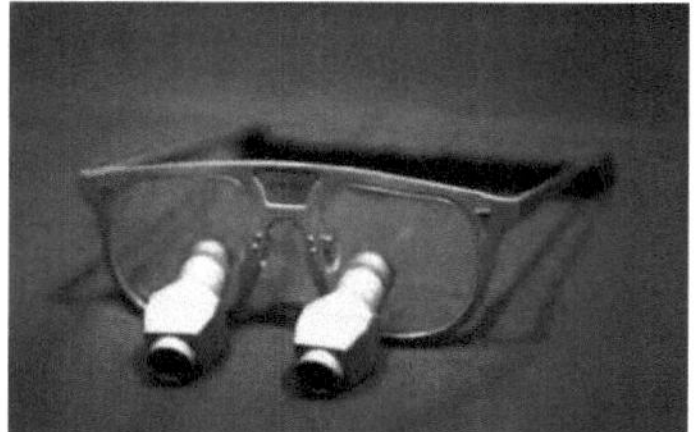

Lupas de prisma

Gama de ampliação das lupas cirúrgicas:

As lupas dentárias fornecem uma gama limitada de ampliação, de 1,5× a 6×. As lupas que fornecem uma ampliação inferior a 3× são normalmente inadequadas para a acuidade visual necessária para a periodontia clínica. As lupas cirúrgicas que fornecem uma ampliação superior a 4× são impraticáveis devido ao seu pequeno campo de visão, pouca profundidade de focagem e peso excessivo. As lupas demasiado pesadas podem dificultar a manutenção de um campo visual estável.

Para alguns procedimentos periodontais, as lupas telescópicas prismáticas com uma ampliação de 4× proporcionam uma combinação adequada de ampliação, campo de visão e profundidade de focagem. No entanto, o microscópio cirúrgico oferece uma ampliação muito maior e uma ótica superior em comparação com qualquer um dos sistemas ópticos de lupa mencionados. Para alguns procedimentos periodontais, as lupas telescópicas de prisma com uma ampliação de 4× proporcionam uma combinação adequada de ampliação, campo de visão e profundidade de focagem. No entanto, o microscópio cirúrgico oferece uma ampliação muito maior e uma ótica superior em comparação com qualquer um dos sistemas ópticos de lupa mencionados.

Vantagens: A vantagem dos telescópios cirúrgicos em relação aos microscópios cirúrgicos é que o cirurgião tem o controlo total do local onde a ampliação e a iluminação estão centradas. Isto significa que o cirurgião pode observar rapidamente várias áreas do campo cirúrgico sem ter de deslocar qualquer peça de equipamento externo, como um microscópio cirúrgico. Além disso, se o doente se mover, o redireccionamento da ampliação é o movimento natural da cabeça do cirurgião. A utilização de telescópios cirúrgicos tornou-se padrão em muitas áreas da medicina dentária. Muitas vezes, um cirurgião que esteja a efetuar procedimentos periodontais minimamente invasivos já está familiarizado e confortável com a utilização de telescópios, o que torna a utilização desta forma de ampliação um primeiro passo lógico na transição da cirurgia periodontal tradicional para procedimentos minimamente invasivos.

Desvantagens: Os telescópios cirúrgicos têm várias desvantagens em relação a outros métodos de ampliação disponíveis. A mais óbvia é o facto de existir uma ampliação muito maior com outros dispositivos. Estes dispositivos alternativos têm geralmente um potencial de ampliação na ordem dos 10× a 60×. Os telescópios cirúrgicos que aumentam para além da gama de 7,5 × podem ser pesados e difíceis de utilizar. Outra desvantagem dos telescópios cirúrgicos é o facto de o cirurgião estar limitado à visão direta. Isto significa que haverá pontos cegos onde é necessário um espelho para ver a área cirúrgica de interesse. Um exemplo é a distal de um segundo molar ou um local interproximal. Esta é uma desvantagem que o telescópio cirúrgico partilha com o microscópio cirúrgico. O endoscópio e o videoscópio oferecem vantagens significativas nestas áreas. [4,53,54,55]

B. Microscópio cirúrgico:

O microscópio cirúrgico é utilizado há mais de 50 anos. Foi desenvolvido e utilizado pela primeira vez na cirurgia do ouvido interno. Desde essa altura, o microscópio cirúrgico tem sido aplicado em muitos tipos de cirurgias. Este dispositivo oferece as vantagens de uma grande ampliação, uma fonte de luz brilhante e um campo aberto para a cirurgia. O campo aberto baseia-se na distância focal relativamente longa entre a fase objetiva do microscópio e o local da cirurgia. Isto permite a colocação de instrumentos no campo ampliado do microscópio. O microscópio cirúrgico é um instrumento relativamente grande que requer um suporte volumoso e pesado, se o microscópio for concebido para ser deslocado entre salas de tratamento, ou requer um suporte reforçado no teto ou na parede, se for instalado permanentemente num bloco operatório. A necessidade de um suporte grande e estável aumenta consideravelmente o custo deste instrumento relativamente caro. Na cirurgia periodontal, o microscópio cirúrgico tem tido uma aplicação frequente na colocação de enxertos de tecidos moles e em cirurgias plásticas periodontais. O segmento anterior da boca e o aspeto facial dos dentes anteriores e da gengiva são as áreas onde o microscópio cirúrgico é mais facilmente utilizado. Este segmento da boca permite uma visão direta e desimpedida do campo cirúrgico. O microscópio cirúrgico permitiu muitas melhorias na manipulação dos tecidos faciais e na sutura dos tecidos durante os procedimentos estéticos. O microscópio cirúrgico também tem sido utilizado durante o desenvolvimento dos procedimentos de técnica cirúrgica minimamente invasiva (MIST e M-MIST). Na maioria dos casos relatados, os procedimentos MIST utilizaram um acesso de retalho facial, que pode ter sido influenciado pela utilização do microscópio cirúrgico. [.456 .57 .5s]

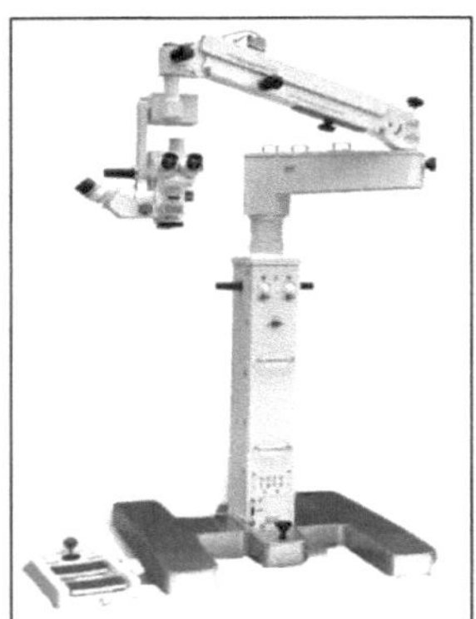

Microscópio cirúrgico

O microscópio cirúrgico oferece uma maior versatilidade do que as lupas dentárias, proporcionando uma gama de ampliação com um desempenho ótico superior. Os microscópios cirúrgicos possuem lentes acromáticas revestidas e uma elevada resolução ótica, bem como um elemento de ampliação rotativo que permite ao microcirurgião alterar facilmente a ampliação para um valor adequado à tarefa cirúrgica em causa. Uma vez que os elementos ópticos dos microscópios cirúrgicos são mais avançados do que os das lupas, as características de profundidade de focagem e de campo de visão são muito melhoradas. Os microscópios cirúrgicos têm lentes objectivas com várias distâncias de trabalho. Uma gama útil em medicina dentária é de 250 a 350 mm. Para uma utilização prática, um microscópio cirúrgico deve ter capacidade de manobra e estabilidade. Estão disponíveis fixações no teto, na parede ou no chão. As oculares de inclinação ajustável aumentam a flexibilidade postural para vários procedimentos.

Partes do Microscópio Cirúrgico

i. **Ocular:** Amplia a imagem produzida no tubo binocular e está disponível nas potências de 6,3x, 10x, 5,5x, 12,5x, 16x, 20x

ii. **Binóculos:** Projecta uma imagem intermédia no plano focal da ocular. Mais frequentemente utilizado para cirurgia periodontal, é inclinável - ajustável até 18 graus.

iii. **Alterador de ampliação:** Está localizado na cabeça do microscópio. Pode utilizar um carregador de zoom manual ou um carregador de zoom elétrico. O operador pode alterar a ampliação de acordo com os requisitos do procedimento.

iv. **Lente objetiva:** A distância focal da lente objetiva determina a distância de funcionamento entre a lente e o campo cirúrgico. Está disponível uma variedade de lentes objectivas com diferentes focos. Recomenda-se uma focagem de 200 mm da lente objetiva a 8 polegadas para a cirurgia periodontal minimamente invasiva.

v. **Fonte de luz:** São normalmente utilizados dois sistemas de fontes de luz; a lâmpada de xénon e a lâmpada de halogéneo de quartzo nas luzes de fibra ótica.[53]

Factores limitantes com o microscópio cirúrgico:

A utilização do microscópio cirúrgico nas áreas posterior e lingual requer muita perícia e a utilização de espelhos para compensar o campo de visão retilíneo do microscópio cirúrgico. Outra preocupação com o microscópio cirúrgico é a necessidade de voltar a focar o microscópio se o doente se mover. Em geral, não é possível deslocar o microscópio para compensar os pequenos movimentos do doente, como a deglutição ou os micro movimentos normais da cabeça. É normalmente mais simples voltar a colocar o doente na sua posição anterior. Isto pode muitas vezes ser efectuado com uma interrupção mínima do procedimento; mas se o doente não cooperar, estiver nervoso, sedado ou tiver dificuldade em manter uma posição fixa, isto pode aumentar consideravelmente o tempo necessário para efetuar um procedimento. 5[4,6]

Avanços recentes nos microscópios cirúrgicos

1. **Zeiss OPMI Proergo:** Tem uma caraterística de ajuste motorizado/controlado pelo pé da distância focal. Isto causa o mínimo de perturbação e um trabalho ergonómico ótimo, mesmo quando o tratamento continua durante várias horas.

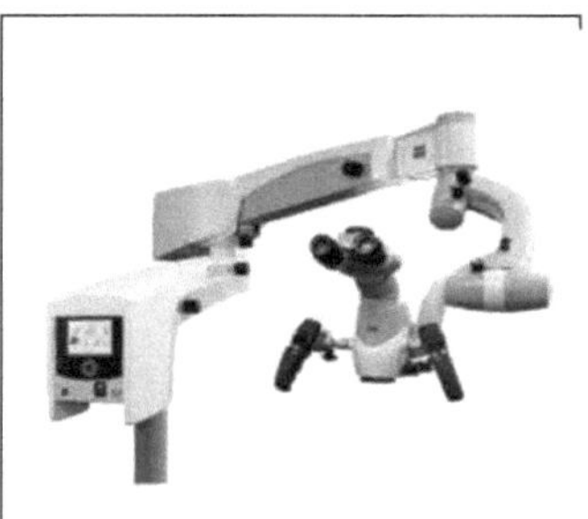

2. **Interface do conjunto mecânico ótico rotativo (Interface MORA):** Trata-se de um conjunto mecânico ótico rotativo que liga o tubo binocular em ângulo reto ao corpo do microscópio operatório, tornando-o capaz de uma rotação independente limitada em torno do eixo horizontal do tubo binocular. Este conjunto foi concebido para ultrapassar as desvantagens dos microscópios convencionais,

que foram concebidos para permitir que o médico se sente na posição das 9-10 horas. Isto conduzia a uma posição inclinada do pescoço em direção ao ombro direito, levando a uma extensão excessiva do braço esquerdo, tensão muscular, fadiga e incapacidade. Esta tecnologia permite que o operador se sente na posição das 12 horas, proporcionando uma WD horizontal que é compatível com a distância entre a cabeça e a boca do doente.

3. **Varioscópio:** Referido como Realidade Aumentada, é um microscópio operatório miniatura e leve montado na cabeça para navegação cirúrgica; possui visualização de cenários adicionais gerados por computador. Tem uma câmara integrada para documentação. Uma das maiores vantagens do varioscópio é a mobilidade da cabeça do operador, ao contrário dos microscópios cirúrgicos que não têm capacidade de manobra devido ao seu equipamento pesado. [59,60]

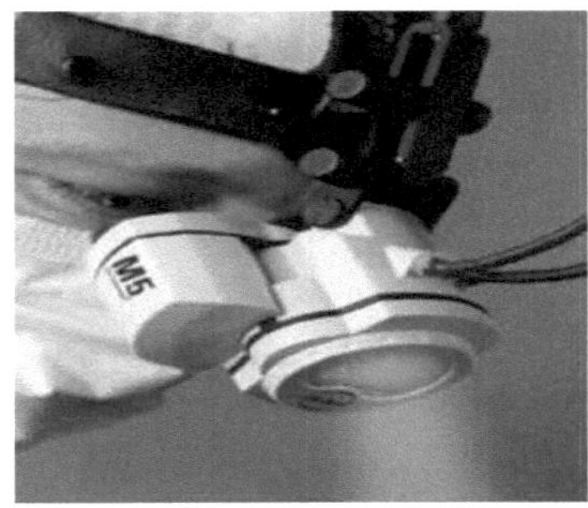

Varioscópio

C. **Vídeo-cópio cirúrgico**:

Um endoscópio médico tradicional consiste num tubo de aço inoxidável com lentes que transportam a imagem da ponta do endoscópio para uma câmara que se encontra fora do campo cirúrgico. A câmara externa transfere então a imagem para um monitor. O endoscópio de vidro flexível concebido para o tratamento periodontal não cirúrgico que foi descrito anteriormente também transfere uma imagem para uma câmara externa que coloca a imagem num monitor. O videoscópio tem um método diferente de transferência da imagem para o monitor.

Com um videoscópio, é colocada uma câmara muito pequena na extremidade do videoscópio e a câmara é colocada dentro do campo cirúrgico. A imagem é então transferida para o monitor por um sinal elétrico através de um fio. Isto elimina quaisquer degradações da imagem que possam ocorrer durante a transmissão da imagem do local da cirurgia através de fibras ópticas para uma câmara externa. Em geral, a imagem visualizada no monitor do videoscópio tem cores reais e é de qualidade muito superior à obtida com um endoscópio de fibra de vidro.

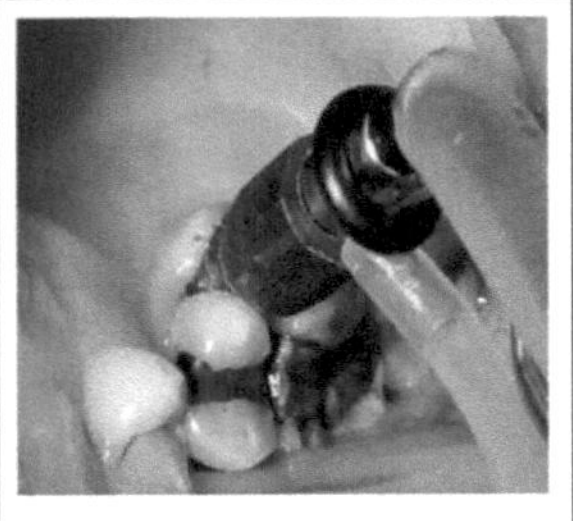

The videoscope is placed through a single MIS access flap

Um videoscópio concebido para a exploração não cirúrgica do rim foi recentemente modificado para utilização em cirurgia periodontal minimamente invasiva assistida por videoscópio (V-MIS). As modificações consistem na adaptação da extremidade da câmara do tubo de inserção do videoscópio a uma pega que permite ao cirurgião colocar a câmara na abertura de acesso cirúrgico periodontal minimamente invasivo. Incorporado na pega está um pequeno retractor de fibra de carbono que foi concebido para retrair os retalhos muito pequenos associados ao V-MIS. Este retractor de fibra de carbono pode ser rodado de forma a permitir que o cirurgião retraia os retalhos V-MIS no aspeto vestibular ou lingual do defeito periodontal.

Tal como acontece com todos os instrumentos endoscópicos ou videoscópios, uma das principais preocupações é evitar que o sangue e os resíduos cirúrgicos obscureçam a ótica do instrumento. Sem um método eficaz para manter a ótica limpa, é impossível utilizar um endoscópio ou videoscópio. Não é prático fazer correr água continuamente sobre a lente do videoscópio, nem é possível manter um campo cirúrgico aberto cheio de líquido, como é utilizado para o tratamento não cirúrgico minimamente invasivo da doença periodontal com o endoscópio de fibra de vidro.

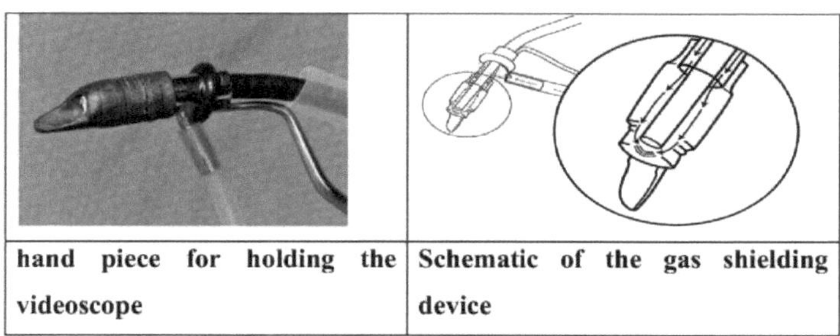

hand piece for holding the videoscope	**Schematic of the gas shielding device**

Foi desenvolvida uma tecnologia que utiliza um fluxo constante de gases cirúrgicos ou ar sobre a lente para ultrapassar este problema durante a utilização periodontal do videoscópio. Esta tecnologia é descrita como uma proteção gasosa da ótica. A sua aplicação a um videoscópio utilizado para procedimentos periodontais MIS permite que o videoscópio seja utilizado continuamente sem necessidade de limpar ou desobstruir a ótica. O videoscópio modificado com proteção de gás foi utilizado num estudo universitário sobre cirurgia periodontal minimamente invasiva. Os resultados preliminares mostraram uma boa visualização com melhores níveis de fixação e profundidades de bolsa que são semelhantes ou melhores do que outros resultados publicados para cirurgias de incisão pequena. A utilização do videoscópio parece permitir uma redução da recessão pós-cirúrgica.[4,40,44,61,62]

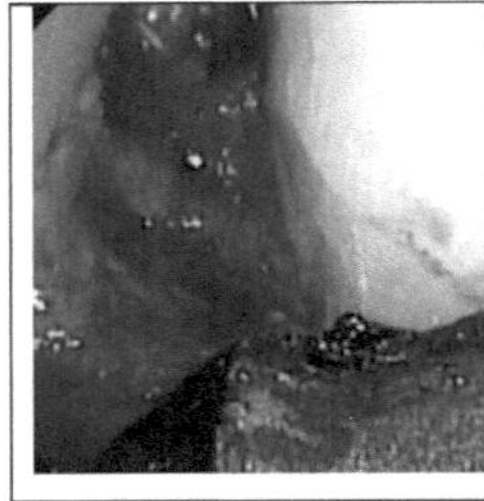	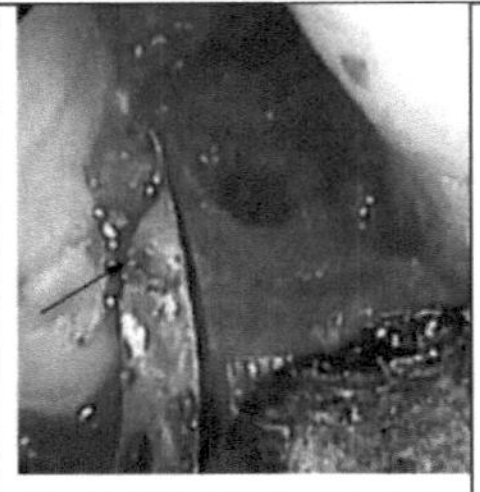	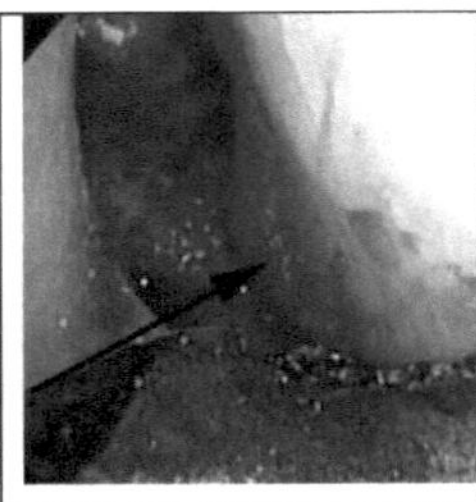
Initial videoscope view of the periodontal defect	Videoscope view of the periodontal defect showing the use of a Younger-Goode curette(arrow) to remove granulation tissue	Most of the granulation tissue has been removed, and the root surfaces have been mechanically debrided

Visão videoscópica durante a cirurgia periodontal

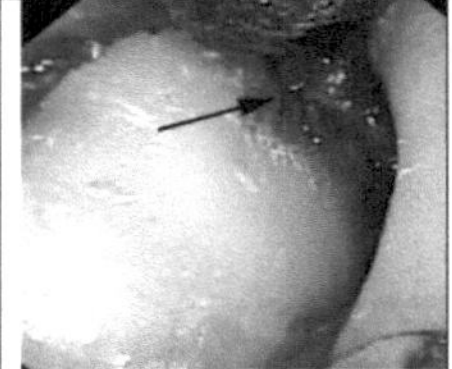	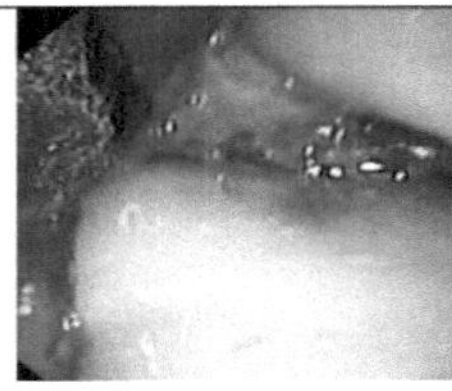	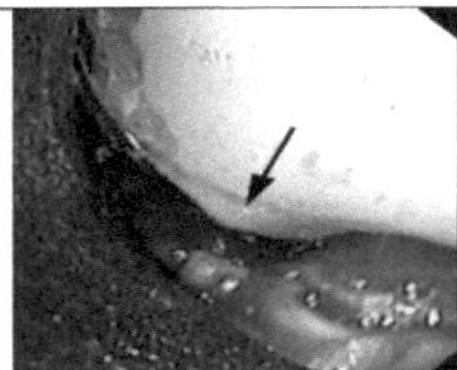
Further granulation tissue has been removed	The root surface following the use of EDTA	Excess cement at the base of an implant supported crown is identified by the use of the videoscope.
VideoscopeAssisted Minimally Invasive Periodontal Therapy		

Terapia Periodontal Não Cirúrgica Minimamente Invasiva

Decisões na seleção de tratamento endoscópico não cirúrgico:

Ao iniciar qualquer terapia periodontal não cirúrgica, os clínicos devem estar cientes dos seguintes aspectos:

1. O objetivo do tratamento
2. Limitações do tratamento (ou seja, anatomia do dente, profundidade da bolsa e erro do operador)
3. Se as recomendações de tratamento estão de acordo com a gravidade da doença.

Os objectivos do tratamento incluem:

1. Melhorar ou parar o processo da doença
2. Tentativa de manter ou possivelmente regenerar o suporte periodontal/peri-implantar
3. Reduzir o processo inflamatório periodontal/peri-implantar.[4]

I. Desbridamento periodontal endoscópico ultrassónico:

O desbridamento periodontal endoscópico ultrassónico é uma tecnologia microvisual minimamente invasiva utilizada para o tratamento não cirúrgico da doença periodontal.

1. Explorar o ambiente subgengival:

O principal objetivo da terapia periodontal é a redução ou eliminação da inflamação. A destartarização e o alisamento radicular, juntamente com uma higiene oral pessoal adequada, constituem a abordagem principal para controlar os periodontopatógenos. No entanto, a terapia periodontal não cirúrgica tradicional, realizada num ambiente fechado, utilizando uma combinação de instrumentos manuais e instrumentos eléctricos, tem-se revelado demorada e tecnicamente difícil de executar. Mesmo os clínicos muito experientes podem ser enganados pelas superfícies tatilmente lisas obtidas com a instrumentação e assumir que as superfícies radiculares estão livres de depósitos.

A avaliação endoscópica das superfícies radiculares que foram submetidas a destartarização de forma fechada com vários instrumentos eléctricos, especialmente com baixa potência, revela consistentemente a retenção de cálculo polido na superfície radicular, variando em tamanho desde folhas grandes, lisas e planas, até "ilhas" pequenas e planas. Estes depósitos residuais estão normalmente localizados em furcações, depressões de desenvolvimento, em ângulos de linha e à volta da junção cemento-esmalte. Quando o endoscópio dentário é utilizado subgengivalmente numa bolsa periodontal, é frequentemente observada uma película solta aderente ao dente. Este material é facilmente deslocado pela proteção do explorador endoscópico.

Durante a destartarização da superfície radicular subgengival, esta película perde aderência e é lavada pela água de irrigação que flui da sonda do endoscópio. Presume-se que se trata de biofilmes. Normalmente, a parede gengival do sulco saudável é cor-de-rosa claro, indicando saúde. Na doença, as ilhas de cor vermelha escura mancham a parede da bolsa. Estas áreas variam de uma ligeira alteração de cor a um vermelho profundo com um aspeto eritematoso e podem ser discretas ou difusas. Além disso, foi demonstrado que estas áreas vermelhas estão principalmente associadas a cálculos cobertos por biofilmes, e não a biofilmes isolados, o que enfatiza o papel dos cálculos na fisiopatologia desta doença periodontal inflamatória crónica. Isto também defende fortemente a remoção de todos os depósitos de cálculo vistos subgengivalmente para reduzir ou eliminar a inflamação. Devido à iluminação de fibra ótica brilhante, o cálculo encontrado na estrutura da raiz dentária aparece normalmente como dourado, amarelo ou branco. Os depósitos de cálculo podem variar desde pequenas manchas isoladas, ou ilhas, até camadas espessas e contínuas. Antes da endoscopia periodontal, a visualização e o desbridamento mais completo do ambiente subgengival só eram conseguidos através de intervenção cirúrgica por meio de desbridamento com retalho aberto. Mesmo após a cirurgia tradicional, foi demonstrado que os depósitos de cálculo subgengival permanecem.

A capacidade de visualizar claramente e remover o cálculo com uma terapia não cirúrgica é uma grande vantagem da endoscopia periodontal.

Foi demonstrado que as profundidades de sondagem inferiores a 3 mm eram os locais mais fáceis para uma destartarização e alisamento radicular eficazes, as profundidades de sondagem entre 3 e 5 mm eram mais difíceis de remover completamente o cálculo e o biofilme, e as profundidades de sondagem superiores a 5 mm eram os locais mais difíceis. O tipo de dente não influenciou os resultados. O exame endoscópico revelou a presença de cálculo residual polido em 100% das bolsas e furcações que sangram à sondagem e que, sempre que se observa a mais pequena partícula de cálculo (0,5 mm de diâmetro ou menos) na superfície do dente, existe um local correspondente inflamado, sangrante e ulcerado no revestimento da bolsa, exatamente oposto a essa partícula de cálculo. ,[423],[28]

2. Técnica de endoscopia dentária

A endoscopia periodontal utiliza uma técnica de duas mãos:

O endoscópio na mão não dominante (semelhante a segurar um espelho dentário) e

O instrumento motorizado na mão dominante, movido em conjunto à volta do dente durante a limpeza. Raramente, é utilizada uma técnica de **"ver, instrumentar e ver"** quando tanto o endoscópio como o explorador não conseguem aceder simultaneamente à área que está a ser destartarizada. São utilizados quatro modelos de exploradores para aceder visualmente a todas as superfícies dos dentes.

Começar e terminar com um explorador em cada segmento antes de começar com outro explorador é uma parte integrante da abordagem sistemática ao desbridamento endoscópico. Este método é semelhante ao ensinado para a instrumentação de bolsas fechadas cegas. Os instrumentos ultra-sónicos são a primeira escolha para utilização com o endoscópio periodontal. As inserções ultra-sónicas típicas utilizadas são pequenas e semelhantes a sondas. Endoscopicamente, proporcionam um desbridamento radicular eficiente, exigindo apenas um pequeno conjunto de instrumentos. Um desbridamento de boca inteira requer normalmente apenas uma ponta ultra-sónica universal tipo sonda reta, com uma necessidade ocasional de pontas curvas ou anguladas. Estas pontas ultra-sónicas sem lâmina também têm menos probabilidades de remover a estrutura radicular saudável. Tal como a maioria dos profissionais desenvolve preferências e proficiências com determinados instrumentos, a sua utilização com o endoscópio dentário deverá revelar-se útil. A eficiência é melhorada com menos mudanças de instrumentos e mais adaptação dos mesmos. Os instrumentos ultra-sónicos com revestimento de diamante são utilizados para instrumentação avançada na remoção de cemento rugoso (globular), cálculo tenaz, restaurações pendentes e anomalias do esmalte subgengival. Devido ao seu poder de corte, é necessária uma perícia avançada na utilização de pontas ultra-sónicas revestidas a diamante.

Isto não se aplica apenas à função de corte, mas também para evitar danos na proteção do explorador, na bainha sobre a fibra do endoscópio ou na própria fibra.

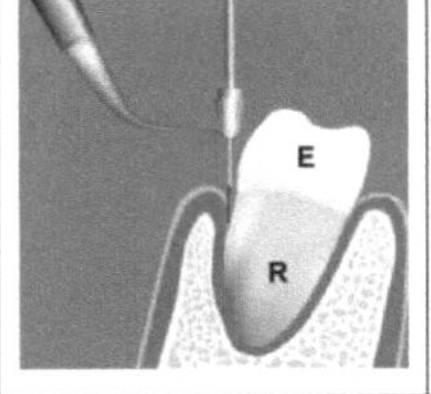	**Endoscope shown placed in the sulcus at the level of the CEJ.**	**Endoscopic Tray setup** 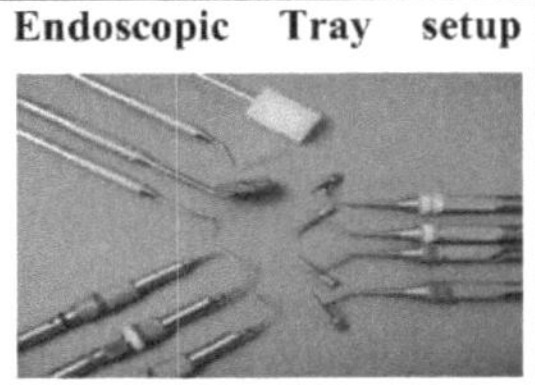

O exame endoscópico de doentes com doenças peri-implantares revela frequentemente material estranho ligado à superfície do implante ou à superestrutura protética. É frequentemente observado material branco altamente refletor ligado ao implante ou à sua superestrutura. Os melhores dados disponíveis atualmente indicam que este material pode ser cimento dentário. Utilizando o endoscópio periodontal, o cimento residual subgengival associado à doença peri-implantar pode ser diagnosticado e removido. Endoscopicamente, a remoção do cimento pode ser efectuada utilizando instrumentos ultra-sónicos ou manuais.

As áreas onde o desbridamento endoscópico periodontal é difícil incluem

a) Bolsos muito inflamados;

b) Abcessos;

c) Furcações distais dos molares superiores;

d) Furcações estreitas e furcações de classe III;
e) Raízes curvas;
f) Proximidade das raízes;
g) Restaurações com contornos grosseiros.

Embora a endoscopia dentária proporcione aos clínicos a oportunidade de fornecer uma instrumentação meticulosa, as recomendações de tratamento adequadas devem basear-se no nível da doença a ser tratada e na experiência do operador. Esta tecnologia dentária avançada requer competência, atenção concentrada, desejo de aprender, formação, prática e paciência. Este conjunto de competências, combinado com a capacidade microvisual da endoscopia dentária e periodontal, está a proporcionar à medicina dentária, à higiene dentária e à periodontia uma "visão" valiosa e muito diferente da saúde dentária e periodontal.[4,23,28,63,64]

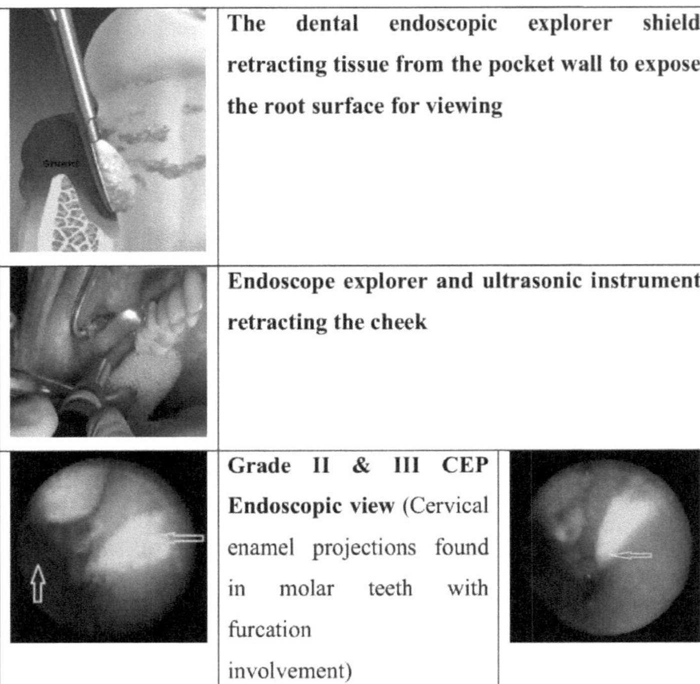

	The dental endoscopic explorer shield retracting tissue from the pocket wall to expose the root surface for viewing	
	Endoscope explorer and ultrasonic instrument retracting the cheek	
	Grade II & III CEP Endoscopic view (Cervical enamel projections found in molar teeth with furcation involvement)	

Terapia Periodontal Cirúrgica Minimamente Invasiva

Várias técnicas MIS: As técnicas MIS mais populares em periodontia são as seguintes:

1. **Retalho convencional de preservação da papila**
2. **Retalho de preservação da papila modificado**

3. **Retalho simplificado de preservação da papila**
4. **Incisão única para colher enxerto de tecido conjuntivo subepitelial e desepitelizado**
5. **Técnica cirúrgica Pinhole**
6. **Técnica de caseado**
7. **Técnica de retalho de dente único**
8. **Técnica do túnel**
9. **Técnica VISTA**
10. **Abordagem de punção sem retalho para preservação de alvéolos**
11. **Procedimento indireto de elevação do seio maxilar para aumento do seio maxilar**

1. Retalho convencional de preservação da papila

Takei et al. introduziram esta técnica para manter a papila intacta em áreas com espaços interdentários superiores a 3 mm. Este método utiliza incisões sulculares à volta de cada dente, não sendo feita qualquer incisão através da papila interdentária facialmente, mas o retalho lingual/palatino envolve uma incisão sulcular ao longo de cada dente com uma incisão semilunar feita ao longo de cada papila interdentária que mergulha apicalmente a partir dos ângulos de linha do dente, de modo a que o ângulo de linha da incisão papilar esteja a pelo menos 5 mm da margem gengival, permitindo que os tecidos interdentais sejam dissecados a partir do aspeto lingual ou palatino, de modo a poderem ser elevados intactos com o retalho facial. Esta técnica destina-se a evitar a exposição da membrana, mantendo a integridade dos tecidos moles interproximais no tratamento de defeitos intra-ósseos profundos, em conjunto com a utilização de membranas de barreira não reabsorvíveis, aumentando assim o espaço para a regeneração dos tecidos duros e moles.[65]

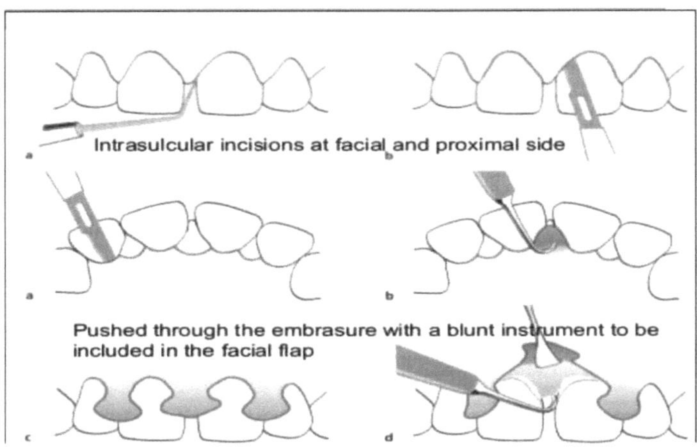

2. Retalho de preservação da papila modificado

Cortellini et al. propuseram este desenho como uma modificação do retalho convencional de preservação da papila. Foi popularizado por Cortellini como MIST. É feita uma incisão primária intrasulcular vestibular e interproximal envolvendo dois dentes vizinhos ao defeito. Uma incisão horizontal é realizada no tecido papilar vestibular na base da papila. Um retalho palatino de espessura total, que inclui a papila interdental, é elevado. Um retalho bucal de espessura total é elevado com incisões de libertação verticais e/ou incisões periosteais, quando necessário. Uma membrana de barreira é posicionada para cobrir o defeito. Os tecidos interdentários são reposicionados e suturados para cobrir completamente a membrana.

Uma sutura horizontal interna cruzada em colchão é colocada sob os retalhos mucoperiosteais entre a base da papila palatina e o retalho bucal. Esta sutura alivia toda a tensão dos retalhos. Uma segunda sutura (sutura vertical interna em colchão) é colocada entre a face vestibular da papila interproximal e a porção mais coronal do retalho vestibular para assegurar o fecho primário.

Esta técnica é aplicável em espaços interdentários largos (2 mm), especialmente na dentição anterior. Esta técnica permite obter o fecho primário do tecido e preservar a papila em 75% dos casos. A modificação da técnica de preservação da papila foi aplicada para conseguir o fechamento primário do tecido interproximal sobre membranas de barreira colocadas coronalmente à crista alveolar. O fechamento primário sobre a porção interproximal da membrana foi obtido em 93% dos casos. Em 73% dos casos, a cobertura completa da membrana foi mantida até à sua remoção às 6 semanas. Estes dados indicam que a técnica de preservação da papila modificada pode ser aplicada com sucesso para obter o fecho primário do espaço interdentário em procedimentos regenerativos com membranas de barreira.[66]

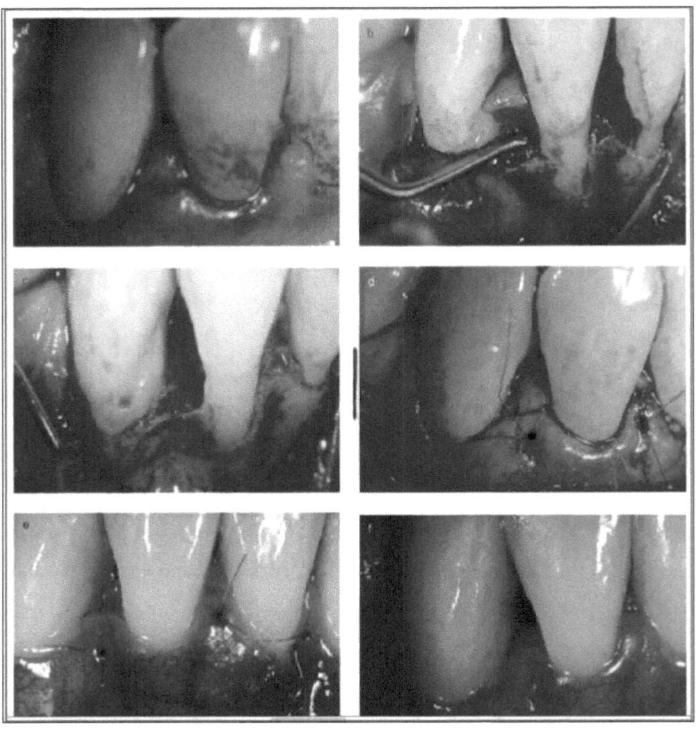

1. Initial incisions	4.elevation of the flaps
2. Defect debridement	5. Membrane placed & sutures
3. 1 week post operative	6. Post operative
Modified Papilla Preservation Flap	

2. Retalho simplificado de preservação da papila

Cortellini et al., em 1999, modificaram a técnica de preservação da papila para que fosse adequada para espaços interdentários estreitos (≤2 mm). Inicia-se com uma incisão oblíqua ao longo da papila associada ao defeito, desde a margem gengival no ângulo da linha vestibular do dente envolvido até à porção interproximal média da papila sob o ponto de contacto do dente adjacente.

Um retalho palatino de espessura total, incluindo a papila, e um retalho bucal de espessura parcial são então elevados. Os tecidos interdentais são posicionados e suturados para obter o fechamento primário do espaço interdental. O SPPF é aplicável em espaços interdentários estreitos (2 mm), podendo afirmar-se que a técnica de preservação da papila, a técnica de preservação da papila modificada e o retalho de preservação da papila simplificado são elementos importantes em termos de MIPS, uma vez que podem garantir um acesso mínimo ao defeito periodontal.

Num estudo realizado para comparar a eficácia do retalho simplificado de preservação da papila com ou sem uma membrana de barreira em defeitos intra-ósseos, concluiu-se que, quando comparado com o grupo de controlo, o grupo de teste apresentou menos morbilidade pós-operatória e complicações cirúrgicas.[21]

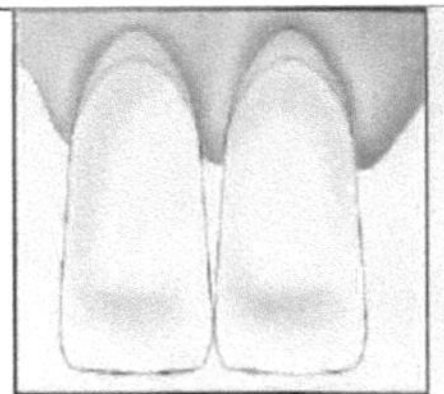	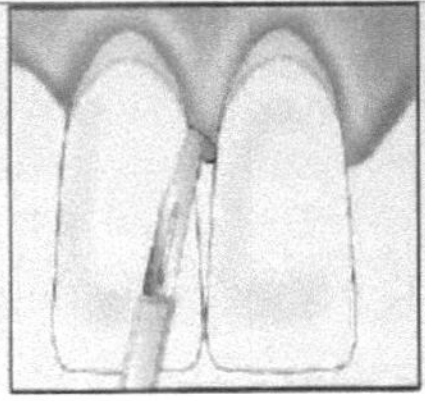	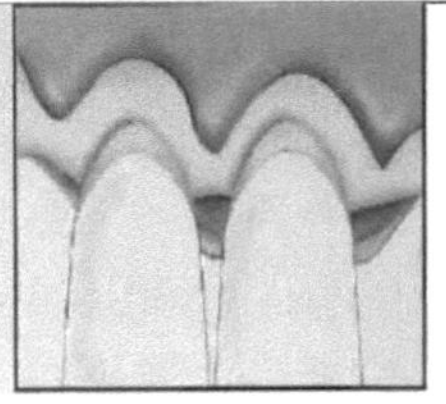
Pre-surgical view	Oblique incision in defect associated papilla begins at gingival margin of mesiobuccal line angle of lateral incisor. Blade is kept parallel to the long axis of the tooth and reaches the midpoint of the distal surface of the central incisor just below the contact point.	First oblique incision continues intra sulcularly in the buccal aspect of the lateral and central incisors, extending until the adjacent papillae, and a buccal full-thickness flap is elevated to expose 2 to 3 mm of bone. Note the defect-associated papilla still in place.

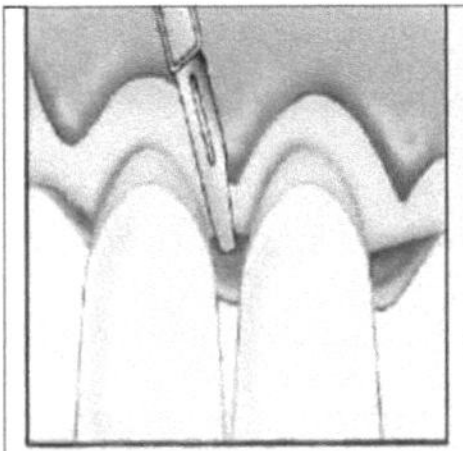	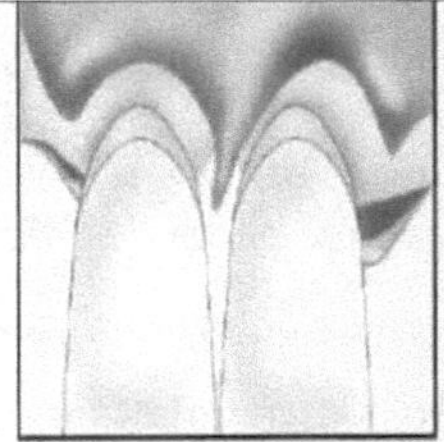	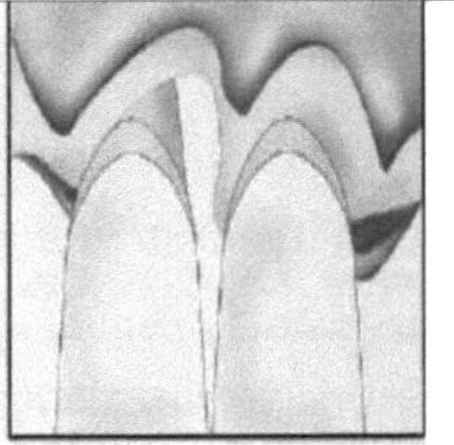
Bucco-lingual horizontal incision at base of the papilla is as close as possible at the interproximal bone crest.	Intrasulcular inter dental incisions continue in the palatal aspect. Full-thickness palatal flap including inter dental papilla is elevated.	Intrabony defect following debridement & sutured.
Simplified Papilla Preservation Flap		

4. Incisão única para colher enxerto de tecido conjuntivo subepitelial e desepitelizado

Trata-se de uma técnica de colheita de enxerto de tecido conjuntivo. Utiliza apenas uma incisão colocada a 90° em relação ao osso, sem remoção do epitélio, facilitando a readaptação do tecido separado. Após a preparação do leito recetor, o enxerto de tecido conjuntivo pode ser colhido.

O primeiro passo envolve a avaliação cuidadosa das dimensões do tecido necessário para o recobrimento radicular, bem como a disponibilidade de tecido dador. 15 nenhuma lâmina é orientada perpendicularmente à superfície do tecido palatino. Uma única incisão é feita no osso em direção horizontal, aproximadamente 2 a 3 mm apicalmente à margem gengival dos dentes maxilares. É então efectuada uma dissecção de espessura parcial dentro da incisão única, deixando uma espessura adequada do retalho palatino intacta para minimizar a possibilidade de descamação do tecido sobrejacente. O tecido conjuntivo com o periósteo subjacente é então cuidadosamente elevado do palato com a utilização de um pequeno elevador Molt ou Buser.

Pode ser necessária uma manipulação cuidadosa do enxerto com um alicate de sutura Corn ou outra pinça para tecidos delicados. O encerramento primário é obtido utilizando suturas de fio crómico 5.0 com uma agulha PS-5. A utilização de suturas para o encerramento da ferida palatina é opcional, mas recomendada.[67]

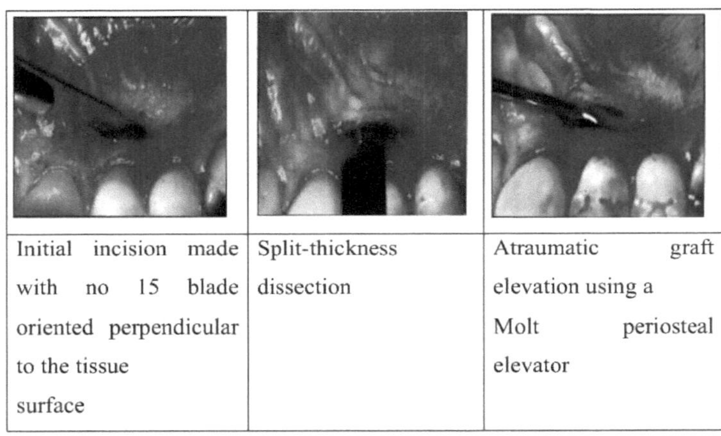

Initial incision made with no 15 blade oriented perpendicular to the tissue surface	Split-thickness dissection	Atraumatic graft elevation using a Molt periosteal elevator

Incisão única para colher subepitelial e desepitelizada Enxerto de tecido conjuntivo

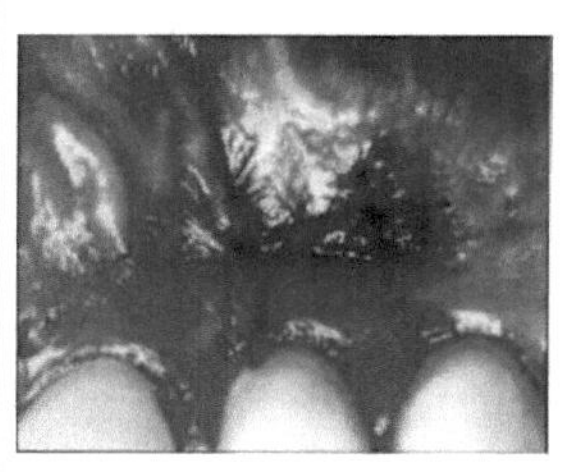	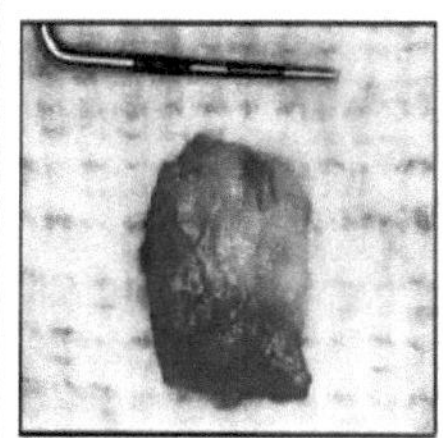
Primary closure of donor site is achieved with # 5.0 chromic out sutures	Harvested connective tissue graft

5. Técnica cirúrgica Pinhole

O Dr. Chao concebeu a técnica cirúrgica pinhole para ultrapassar os problemas associados aos procedimentos cirúrgicos plásticos periodontais convencionais, tais como a necessidade de incisões de libertação, a abordagem coronal para a incisão de entrada, a elevação do retalho e a colocação do enxerto. É efectuada uma incisão horizontal mínima de 2-3 mm na mucosa alveolar perto da base do vestíbulo, apicalmente ao(s) local(is) recetor(es). É levantado um retalho de espessura total que é estendido coronal e horizontalmente, de modo a envolver quatro papilas. Não é necessária sutura na incisão de entrada.

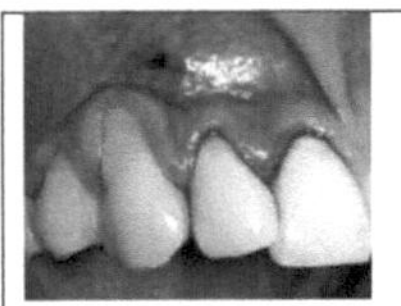	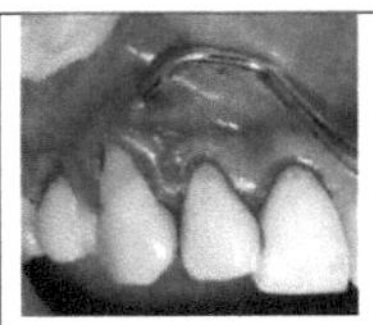	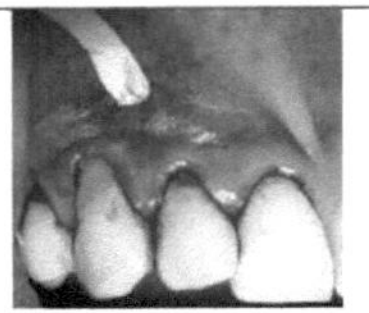
Pinhole incision in alveolar mucosa	Preparation of tissue through pinhole	Insertion of collagen membrane

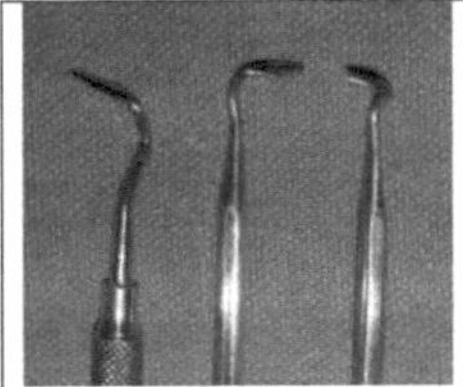	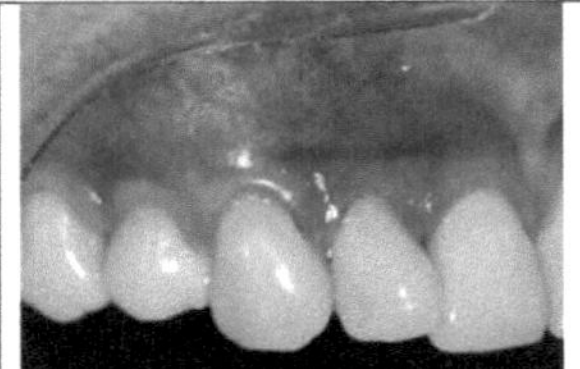
Instruments used	Postoperative healing after 1 month

Benefícios da técnica cirúrgica Chao Pinhole:

- Menos desconforto e recuperação mais rápida para o paciente.
- Não necessita de bisturis, instrumentos cirúrgicos invasivos ou suturas incómodas.
- Não é necessário retirar tecido do dador do palato do paciente
- Resultados excelentes, de aspeto natural e duradouro.[68]

3. Técnica cirúrgica de orifício em botão

Esta técnica é utilizada para a correção de deficiências ligeiras do rebordo em locais de implantes ou próteses parciais fixas suportadas por dentes. Isto leva a uma tensão reduzida do retalho, permitindo um fecho mais preciso da incisão primária e uma menor extensão vestibular.

Utilizando uma lâmina 15c, uma incisão horizontal foi colocada ligeiramente palatina à crista da área a ser tratada, unindo e estendendo-se interproximalmente entre os ângulos da linha palatina dos dentes adjacentes ao local recetor. Duas incisões verticais ligeiramente biseladas internamente e divergentes foram desenhadas nos ângulos de linha distal e mesial dos dentes adjacentes para além da junção mucogengival (MGJ) para criar um retalho trapezoidal. Deve ser levantado um retalho de espessura total ou dividida, dependendo da espessura do tecido sobrejacente. O retalho deve manter uma espessura de 1,0 mm para permitir um fornecimento adequado de sangue. Foi colhido um enxerto de tecido conjuntivo (CTG) do palato. Isto deve ser feito utilizando uma técnica de incisão única ou múltipla, de forma a maximizar o tecido dador e a respeitar o feixe neurovascular palatino. O volume do defeito a ser tratado e a espessura do tecido disponível no local doador determinam a espessura do enxerto. É preferível um ligeiro sobreconstrução para compensar a contração que acompanha frequentemente a cicatrização. O enxerto foi então adaptado e fixado ao leito recetor para evitar um espaço morto. Uma incisão de libertação periosteal foi colocada na base do retalho a ser avançado para alcançar.[69]

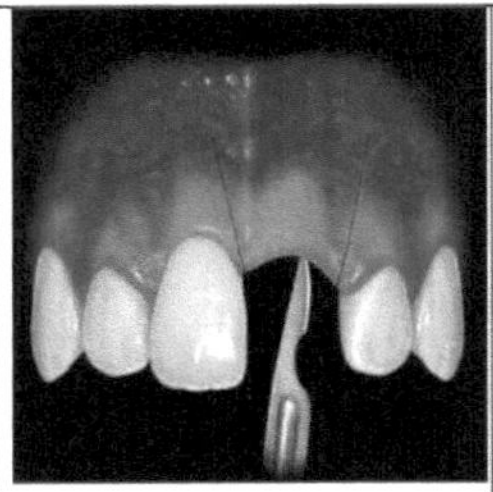	A horizontal incision was placed slightly palatal to the crest of the edentulous ridge. Two slightly internally beveled and divergent vertical releasing incisions were drawn on the distal and mesial line angles of the adjacent teeth beyond the MGJ to raise a trapezoidal flap. Incisions are placed to preserve the integrity of the interproximal papilla at the adjacent teeth
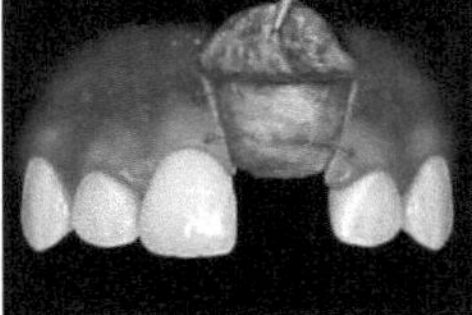	Elevation of the flap and adaptation and securing of the subepithelial CTG
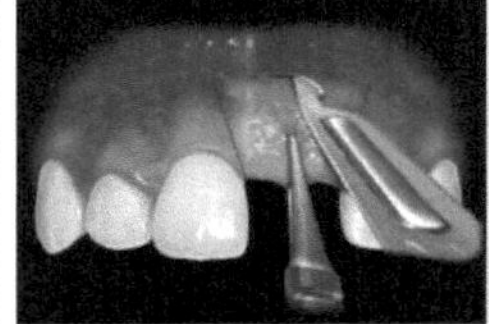	A through-and-through incision was placed at the MGJ
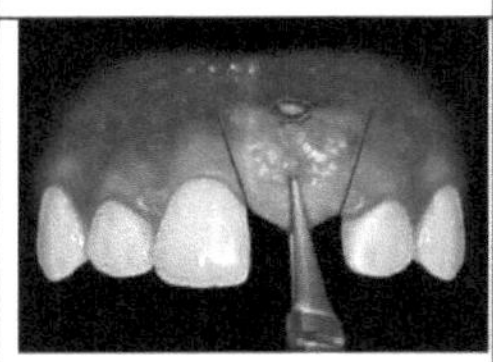	The buttonhole opening permits the coronal advancement of the flap tension free and without altering the position of the MGJ. Note that the underlying CTG was left exposed at the level of the through-and-through incision
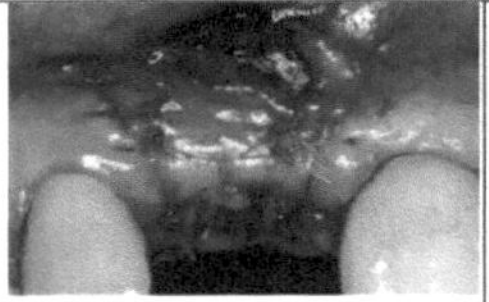	After securing the graft, the flap was coronally positioned tension free and sutured over the CTG. The buttonhole window was left completely open
Button hole Surgical Technique	

7. Técnica de retalho de dente único

Em 2009, Trombelli introduziu a abordagem de retalho dentário único, que consiste num retalho mucoperiosteal elevado de um lado (bucal ou oral), deixando intactos os tecidos moles do lado oposto. É indicado em defeitos intra-ósseos que envolvem o aspeto interproximal e apresentam extensão limitada ou inexistente no lado lateral/palatino.[34]

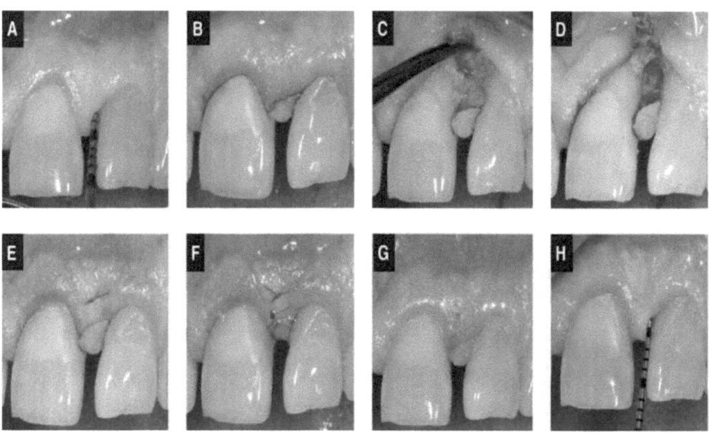

Operative steps for surgical access is according to the principles of SFA	
A) Preoperative bone sounding	B) Oblique or horizontal, butt-joint incision at the level of the interdental papilla
C) Buccal flap elevation with a microsurgical periosteal elevator. The oral portion of the interdental supracrestal soft tissues is left undetached	D) At the completion of intrasurgical debridement, the defect is left filled with a blood clot only or treated by means of a combined graft/GTR reconstructive technique
E) First horizontal internal mattress suture at the base of the papilla	F) Second internal mattress suture at the most coronal portion of the papilla
G) Suture removal at 2 weeks post-surgery	H) Healing at 6 months post-surgery

8. Técnica do túnel

O procedimento tem como objetivo criar um leito supra-periosteal multienvelope para a colocação de material de enxerto sob um retalho pedicular sem qualquer incisão externa. As técnicas de preparação do túnel utilizam principalmente uma abordagem intrasulcular para criar um espaço sub ou supraperiosteal que se estende para além da junção mucogengival, permitindo que o tecido do enxerto seja inserido sob o colar gengival.

As limitações desta técnica de acesso por túnel incluem a natureza tecnicamente desafiante do tunelamento intrasulcular devido à necessidade de obter acesso através de um pequeno ponto de acesso sulcular e o risco acrescido de traumatizar e perfurar os tecidos sulculares, o que pode resultar em resultados de cicatrização desfavoráveis.[70]

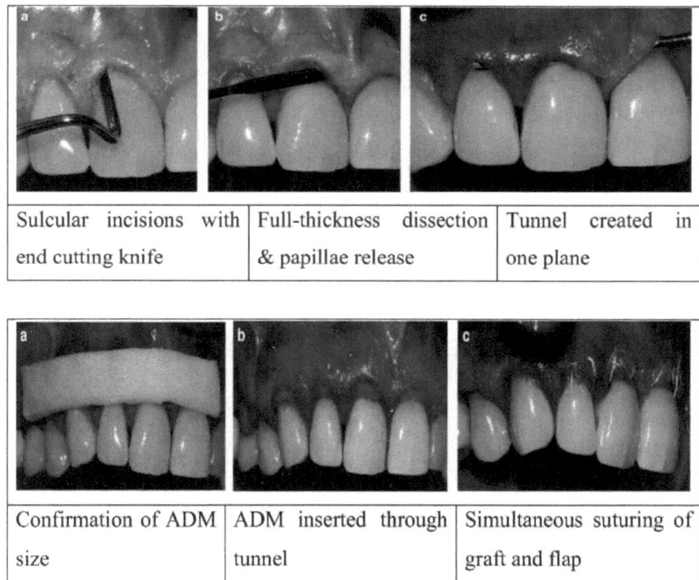

Sulcular incisions with end cutting knife	Full-thickness dissection & papillae release	Tunnel created in one plane

Confirmation of ADM size	ADM inserted through tunnel	Simultaneous suturing of graft and flap

9. Técnica VISTA

A abordagem de acesso ao túnel subperiosteal por incisão vestibular (VISTA) foi desenvolvida para evitar algumas das potenciais complicações das técnicas de tunelização intrasulcular. A abordagem VISTA começa com uma incisão de acesso vestibular. A localização da incisão de acesso depende dos locais a tratar. Na região anterior da maxila, o frénulo da linha média é uma localização óptima que permite o acesso a toda a maxila anterior. A incisão é feita através do periósteo para elevar um túnel subperiosteal, expondo a placa óssea facial, bem como as deiscências radiculares. Este túnel é prolongado pelo menos um ou dois dentes para além dos dentes que necessitam de recobrimento radicular para mobilizar as margens gengivais e facilitar o reposicionamento coronal. É utilizado um elevador periosteal microcirúrgico (VISTA 1, Dowell Dental Products) para criar o túnel subperiosteal. O elevador VISTA é introduzido através da incisão de acesso vestibular e inserido entre o periósteo e o osso para elevar o periósteo, criando o túnel subperiosteal. É importante estender a elevação do túnel suficientemente além da margem mucogengival, bem como através dos sulcos gengivais dos dentes a serem aumentados, para permitir o reposicionamento coronal de baixa tensão da gengiva. Além disso, o túnel subperiosteal é estendido interproximalmente sob cada papila até onde o espaço de embrasure permite, sem fazer quaisquer incisões superficiais através das papilas. A utilização de um elevador com curvas de baioneta (VISTA 2 e 3, Dowell Dental Products) facilita o acesso ao sulco gengival e às áreas interproximais a partir do acesso vestibular.

Uma membrana de colagénio reabsorvível (Bio-Gide, Osteohealth) é então cortada para se ajustar às dimensões da área cirúrgica. A largura da membrana é ajustada para se estender pelo menos 3 a 5 mm para além das deiscências ósseas que cobrem as superfícies radiculares. Antes da sua inserção, a membrana é saturada com 0,3 mg/mL de rhPDGF-BB durante um mínimo de 10 minutos. Durante este período de incubação, a membrana é mantida num recipiente estéril selado para evitar a sua dessecação. Pode ser utilizada uma pinça serrilhada curva de ponta fina para inserir a membrana de colagénio no interior do túnel subperiosteal. Em alternativa, a membrana pode ser guiada utilizando uma sutura em laço dentro do túnel, inserindo uma sutura de seda 4.0 com uma agulha de 22 mm de 3/8 de círculo subperiostealmente dentro do sulco gengival do dente mais distal e saindo através da incisão de acesso à linha média. A sutura é então passada através da borda da membrana e retorna pelo mesmo caminho de entrada para sair do sulco distal do dente. Quando a membrana estiver corretamente posicionada, a sutura de seda é removida e a membrana é cuidadosamente reposicionada abaixo da margem gengival de cada dente. A membrana e o complexo mucogengival são então avançados coronalmente e estabilizados na nova posição com uma técnica de sutura ancorada coronalmente.[71,72]

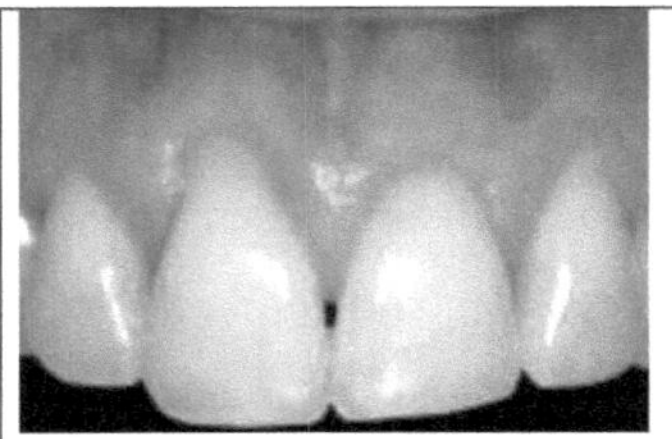	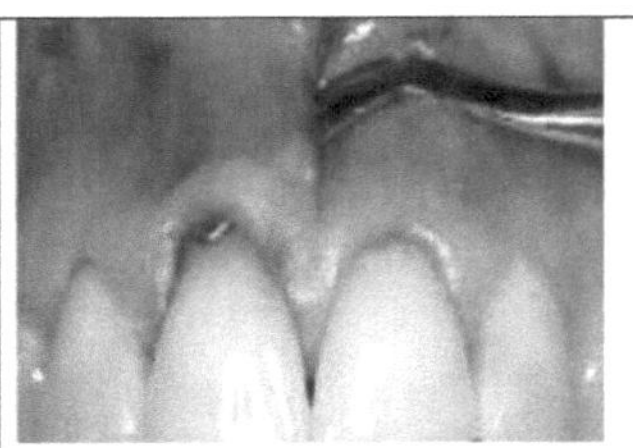
Miller Class I and II recession defects	midline frenum incision &subperiosteal tunnel creation

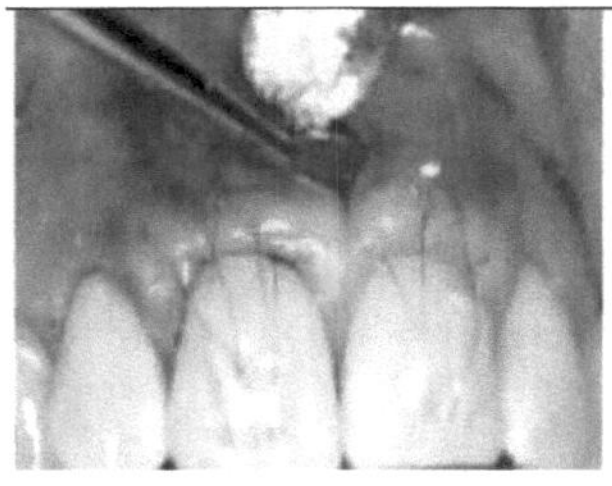	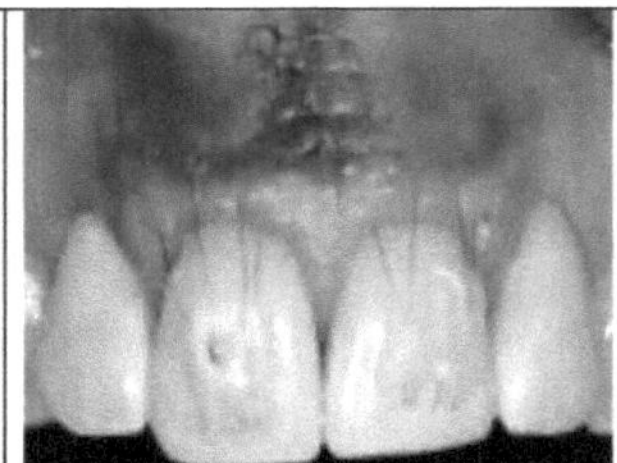
Placement of a resorbable collagen membrane within the tunnel	midline incision was approximated and sutured

10. Abordagem de punção sem retalho para preservação de soquetes

Esta técnica é preferida em áreas com quantidades insuficientes de tecido queratinizado. A razão de ser da abordagem sem retalho é isolar o implante e/ou o alvéolo enxertado da cavidade oral, obtendo um efeito de ROG inclusivo, preservando a circulação e os contornos estéticos dos tecidos moles.[73]

11. Procedimento de elevação indireta do seio maxilar para aumento do seio maxilar

A técnica envolve um local de osteotomia com 1-3 mm de largura, instrumentação mínima com enxerto fechado, exigindo assim menos tempo e conhecimentos. No entanto, existe uma maior probabilidade de erro com esta técnica, uma vez que se trata de um procedimento sem corte e o seio não é exposto.[74]

CARACTERÍSTICAS DO MIPT

1. Incisões

As incisões para MIPS são concebidas para conservar o máximo possível de tecido mole. As incisões utilizadas para um defeito interproximal no maxilar anterior, por exemplo, devem ser primeiramente concebidas como incisões intrasulculares feitas nos dentes adjacentes ao defeito. Estas incisões devem ser feitas como incisões separadas e não devem ser contínuas ao longo do tecido interproximal, como na maioria dos outros procedimentos cirúrgicos periodontais de rotina. Ao não fazer estas incisões contínuas, pode reter mais tecido papilar interproximal e a altura do tecido. As 2 incisões intra-sulculares são ligadas por uma única incisão horizontal que é colocada a 2-3 mm da crista da papila.

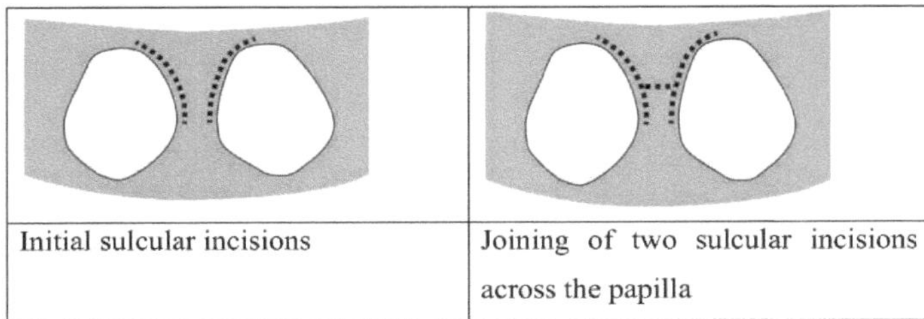

Initial sulcular incisions	Joining of two sulcular incisions across the papilla

Quando a cirurgia está a ser realizada numa área estética, como o maxilar anterior, esta incisão horizontal será normalmente colocada no aspeto palatino da papila. Isto ajudará a preservar a forma da papila, bem como a cobrir o local enxertado com tecido mole. Numa área não estética, a incisão horizontal pode ser colocada para vestibular ou para lingual, conforme necessário, para cobrir melhor o local do enxerto com tecido mole. A utilização da Técnica do Túnel (TT) na cirurgia periodontal é considerada um elemento importante do MIPS. Esta técnica é originária principalmente da Técnica do Envelope (TE) desenvolvida por Raetzke em 1985 para o tratamento de recessões gengivais únicas. Na TT, as incisões intrasulculares são primeiro iniciadas e depois seguidas pela preparação supraperiosteal de um túnel através das áreas de defeito. Isto permitirá o transplante de enxerto de tecido conjuntivo subepitelial (SECTG) nas áreas sulculares. Em termos de MIPS, e falando de SECTG, é importante mencionar que a Técnica de Incisão Única, descrita por Hurzeler e Weng, para a extração de SECTG do palato, é mais preferível do que usar a Técnica de Incisão Trap Door.[4,20]

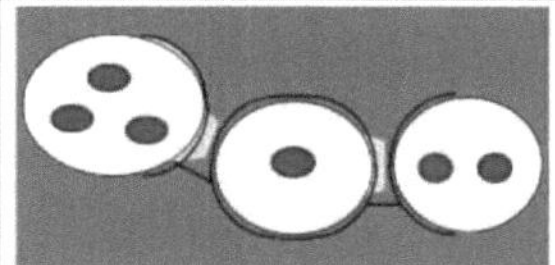

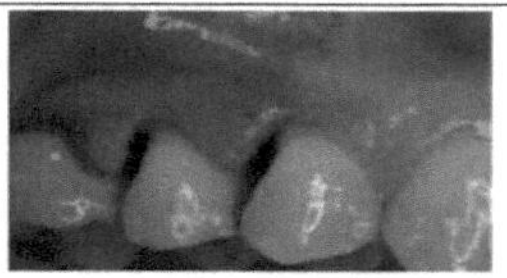

Incision design of the minimally invasive surgical technique (MIST) in intra-bony defects involving two adjacent teeth

2. Elevação da aba

No MIPS, o tecido é elevado utilizando apenas a dissecção afiada. Isto pode ser conseguido através de facas Orban que foram remodeladas para um terço a um quarto do seu tamanho original. A utilização de facas Orban pequenas permite que a lâmina seja colocada na incisão intrasulcular previamente efectuada e, com a ponta da faca inclinada em direção ao centro da papila, realizar uma incisão de desbaste e desminagem. A rigidez da haste da faca Orban permite que a papila seja puxada para vestibular ou lingual enquanto a incisão de desbaste é efectuada. Quando se utilizou uma dissecção romba para elevar retalhos MIPS, observou-se um branqueamento óbvio do tecido refletido. Este facto conduz frequentemente a um aspeto escurecido do retalho no momento do encerramento. Quando este aspeto contundido está presente, observa-se uma maior incidência de achatamento pós-cirúrgico da papila, crateras interproximais e perda de altura dos tecidos moles, em comparação com a utilização apenas da dissecção afiada. Supõe-se que o uso de dissecção afiada minimiza o trauma no retalho e preserva grande parte do suprimento de sangue para o tecido mole. A ausência de constrangimento do fornecimento de sangue ao retalho é uma razão provável para a melhoria da cicatrização dos tecidos moles e a minimização das alterações pós-operatórias dos tecidos moles que foram relatadas após a utilização de MIPS. Recomenda-se sempre a realização das incisões para a elevação do retalho sob a forma de "divisão", de modo a que o tecido do periósteo seja deixado na superfície óssea. Ao deixar o periósteo na sua posição original, será mais possível uma reflexão do retalho sem tensão coronária e, além disso, é de esperar uma menor perda óssea e edema pós-cirúrgicos.[4,12]

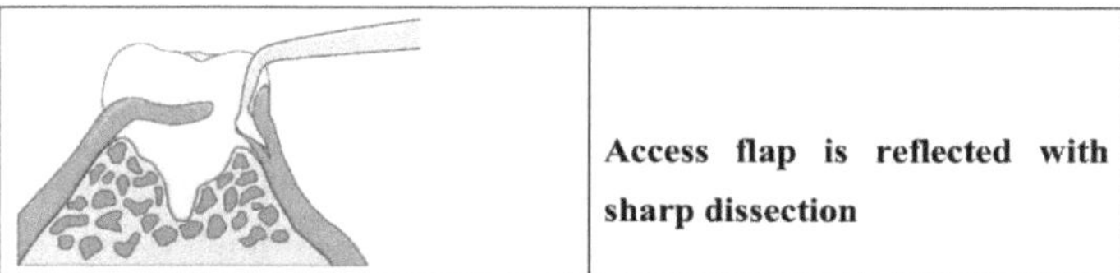	**Access flap is reflected with sharp dissection**

3. <u>Preservação da papila</u>

Foram relatadas abordagens cirúrgicas específicas para prevenir ou reduzir um deslocamento apical excessivo da margem gengival no tratamento de defeitos periodontais. Takei *et al.* propuseram uma nova abordagem cirúrgica denominada técnica de preservação da papila. O aspeto vestibular do retalho é concebido com uma incisão sulcular à volta de cada dente, sem incisões na papila interdentária. O desenho do retalho lingual/palatino consiste numa incisão sulcular ao longo do aspeto lingual ou palatino de cada dente, com uma incisão semilunar ao longo de cada papila interdentária. Esta incisão mergulha apicalmente a partir dos ângulos de linha do dente, de modo a que a linha de incisão papilar fique a pelo menos 5 mm da margem gengival. Isto permite que o tecido interdentário seja dissecado do aspeto lingual/palatino para que possa ser elevado intacto com o retalho facial. Após o tratamento do defeito ósseo, o retalho bucal, incluindo o aspeto palatino/lingual da papila, é reposicionado. A papila palatina/lingual é suturada com o retalho palatino/lingual. Cortelliniet *al.* publicaram uma modificação da técnica de Takei como uma nova abordagem para procedimentos regenerativos interproximais denominada (técnica de preservação da papila modificada). É efectuada uma incisão horizontal no tecido papilar vestibular na base da papila. Um retalho palatino de espessura total, que inclui a papila interdental, é elevado. Eleva-se um retalho bucal de espessura total com incisões de libertação verticais e/ou incisões periosteais, quando necessário. Uma membrana de barreira é posicionada para cobrir o defeito. Os tecidos interdentários são reposicionados e suturados para cobrir completamente a membrana. Uma sutura horizontal interna cruzada é colocada sob os retalhos mucoperiosteais entre a base da papila palatina e o retalho vestibular. Esta sutura alivia toda a tensão dos retalhos. Uma segunda sutura (sutura vertical interna em colchão) é colocada entre a face vestibular da papila interproximal e a porção mais coronal do retalho vestibular para garantir o fechamento primário. Esta técnica é aplicável em espaços interdentários largos (2 mm), especialmente na dentição anterior. Esta técnica permite obter um fecho primário do tecido e preservar a papila em 75% dos casos. ,[427],[29]

4. Sutura e técnica de sutura

Um elemento importante do MIPS é a utilização de micro-suturas adequadas. Isto inclui os materiais a utilizar, bem como a própria técnica de sutura. De um ponto de vista minimamente invasivo, os materiais de sutura monofilamentares são atraumáticos, ao passo que os materiais de sutura polifilamentares podem ter a "**ação de absorção**" e, por conseguinte, contribuir para a contaminação da ferida pela saliva.

Os estudos histológicos revelaram uma maior infiltração de células inflamatórias em redor dos materiais de sutura com polifilamentos quando comparados com os materiais de sutura com monofilamentos. Estes conceitos devem ser tidos em consideração no planeamento de MIPS. Nas áreas anteriores, recomenda-se a utilização da sutura de matriz vertical. Nas áreas de pré-molares e/ou molares, o uso de sutura de matriz modificada é uma escolha melhor. Estas técnicas ajudam a remover o colapso da gengiva e a melhorar a adaptação óptima dos bordos da ferida. A sutura contínua pode ser conseguida sempre que tenha efectuado incisões de libertação.[4,27]

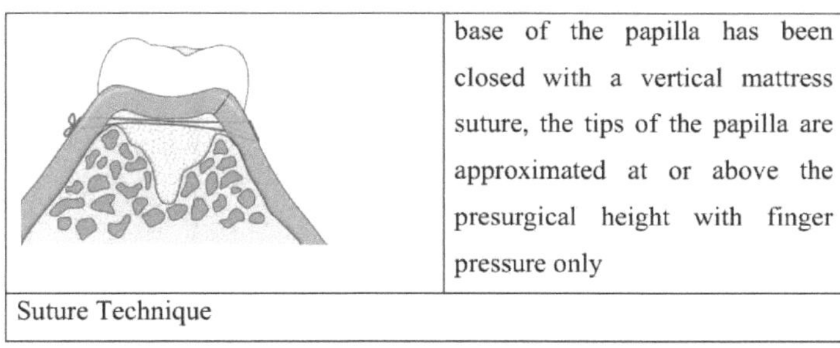

	base of the papilla has been closed with a vertical mattress suture, the tips of the papilla are approximated at or above the presurgical height with finger pressure only
Suture Technique	

Técnicas de sutura:

I. <u>Sutura vertical de colchão modificada e ancorada</u>:

Suturas de colchão verticais ancoradas modificadas são colocadas na região papilar de cada dente que beneficia da preparação do túnel. A agulha é inserida vestibularmente através do retalho (e do enxerto, se presente) adjacente, mas não apicalmente, à junção mucogengival. A agulha reaparece aproximadamente 1 mm apicalmente à ponta das papilas. A agulha é então recapturada, deslizada por baixo do ponto de contacto para reaparecer no lado lingual e enrolada à volta do ponto de contacto esplintado. O nó é atado na face vestibular da sutura com uma ligeira pressão, permitindo a deslocação do complexo gengivo-papilar. O procedimento é repetido para cada área interdental para estabilizar os tecidos vestibulares.[4,52]

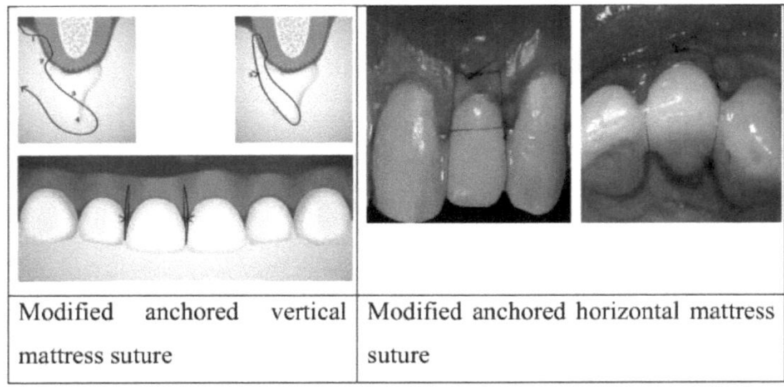

Modified anchored vertical mattress suture	Modified anchored horizontal mattress suture

II. Sutura de colchoeiro horizontal ancorada modificada:

Após a realização de todas as suturas verticais, são efectuadas suturas horizontais para completar a visualização do complexo buco-gengivo-papilar. O ajuste destas suturas varia consoante o eixo da recessão. Em caso de recessão ampla e simétrica, a agulha é inserida através do retalho (e do enxerto, se presente) 1 a 2 mm apicalmente à margem do retalho na linha distal da raiz, e reaparece 1 a 2 mm apicalmente à margem do retalho na linha mesial da raiz. A agulha é então reencontrada, guiada palatalmente sobre o ponto de contacto esplintado e deslizada da região palatina para a região vestibular para dentro da embrasura. A agulha é recapturada bucalmente, passada à frente da face vestibular da coroa e inserida no encaixe distal por baixo do ponto de contacto. A agulha é novamente recapturada e passada sobre o ponto de contacto para reaparecer bucalmente. O nó é atado até se atingir o deslocamento de tecido desejado. No caso de recessão assimétrica, a sutura é colocada em ambos os lados do eixo de recessão gengival; depois disso, segue-se o mesmo procedimento. Este desenho ajuda a compensar a assimetria da recessão.[52]

5. A utilização da ampliação

Para além de outras vantagens, a utilização da ampliação e da iluminação óptima do campo cirúrgico no MIPS melhora consideravelmente a acuidade visual e o controlo dos instrumentos cirúrgicos, tornando possível a realização de cirurgias com menor reflexão do retalho. Isto pode conferir várias vantagens potenciais para a cirurgia, o processo de cicatrização e a perceção do procedimento por parte do doente.

No entanto, embora um microscópio cirúrgico possa ser utilizado para ampliação, a configuração atual destes microscópios torna a sua utilização problemática. Durante a MIPS, é frequentemente necessário visualizar o defeito de vários ângulos para verificar as áreas de desbridamento do defeito ósseo ou das superfícies radiculares. É difícil mover rapidamente um microscópio cirúrgico de um ângulo de visualização para outro.[4,12]

6. Micro Instrumentação

A fim de garantir uma abordagem cirúrgica atraumática no MIPS, a utilização de instrumentos cirúrgicos miniaturizados é considerada de grande importância.[12]

A cirurgia minimamente invasiva pode ser discutida em termos gerais sob 3 pontos

1. **Cirurgia Minimamente Invasiva para Regeneração Periodontal**
2. **Cirurgia Minimamente Invasiva para Enxerto de Tecido Mole**
3. **Cirurgia minimamente invasiva para terapia com implantes**

1. Regeneração periodontal e MIPT

O advento da cirurgia com o objetivo de regenerar o tecido de suporte periodontal deu início a uma mudança nas técnicas cirúrgicas periodontais que resultou numa mudança para a cirurgia periodontal minimamente invasiva. A maioria atribui a Hyatt e Schallhorn a introdução de técnicas de enxerto ósseo para a regeneração periodontal.

Princípios Cirúrgicos da Cirurgia Periodontal Regenerativa Minimamente Invasiva: Existem certos princípios que orientam todos os procedimentos MIS.

O primeiro é preservar tanto quanto possível o fornecimento de sangue aos tecidos periodontais. Preservar o suprimento de sangue significa que a dissecção de espessura dividida é usada para toda a reflexão do retalho e um elevador periosteal nunca é usado. Este é um aspeto crítico do MIS. Uma das principais fontes de fornecimento de sangue para os tecidos periodontais é o periósteo. A reflexão do periósteo com um elevador periosteal perturba significativamente o fornecimento de sangue ao tecido gengival e ao osso subjacente. Deve ter o cuidado de deixar o periósteo intacto. O osso só deve ser exposto dentro do próprio defeito.

Um segundo princípio da MIS é causar o mínimo de danos traumáticos ao tecido periodontal. Na maioria das cirurgias periodontais regenerativas tradicionais, é rotina fazer grandes retalhos e refletir amplamente o tecido mole do osso. Com a MIS, tem-se o cuidado de utilizar uma incisão tão pequena quanto possível, utilizar uma dissecção de espessura dividida para refletir o tecido mole apenas até ao limite do defeito ósseo e exercer a menor pressão possível sobre o tecido. Quando a incisão é bem sucedida, o tecido deve ter o aspeto do tecido circundante não incisado e não deve ter um aspeto contundente ou cianótico.

Um terceiro princípio do MIS é substituir o tecido mole na altura pré-cirúrgica ou acima dela, sem tensão no tecido. A sutura é mantida tão simples quanto possível, e as suturas são colocadas apenas na base do retalho. A porção coronal fina da papila nunca é penetrada com uma agulha, pois considera-se que isso afecta negativamente o fornecimento de sangue a este tecido fino e vulnerável. Em vez de suturar a papila, o tecido é aproximado e posicionado coronalmente através da pressão dos dedos sobre gaze húmida. A utilização do videoscópio permite incisões e retalhos mais pequenos que não têm de ser reflectidos na medida do necessário com outros meios de visualização, o que ajuda a fechar o tecido. 8[4,1]

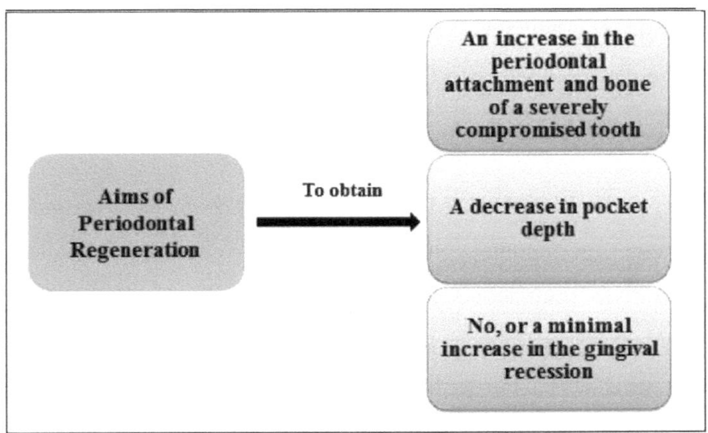

Procedimento para cirurgia periodontal minimamente invasiva

Todos os procedimentos cirúrgicos podem ser efectuados com o auxílio de um microscópio operatório ou de lupas de aumento com uma ampliação de 4 a 16 vezes. Os instrumentos microcirúrgicos são utilizados, sempre que necessário, como complemento do conjunto normal de instrumentos periodontais.

Os passos incluem:

1. **Seleção de casos**
2. **Incisões**
3. **Reflexão**
4. **Desbridamento**
5. **Fecho da ferida**
6. **Cicatrização de feridas**

1. SELECÇÃO DE CASOS

Um local ideal para o enxerto ósseo utilizando MIPS é um defeito isolado, normalmente interproximal, que não se estende significativamente para além do local interproximal. A MIPS também pode ser adequada para um defeito periodontal que faz fronteira com uma área edêntula. Um local menos ideal para MIPS, mas onde a técnica pode ser utilizada, é um defeito que se estende para vestibular e/ou lingual a partir da área interproximal. A perda óssea horizontal generalizada ou múltiplos defeitos verticais interligados são considerados contra-indicados para a MIPS e são melhor tratados com abordagens cirúrgicas mais tradicionais. A MIPS pode ser utilizada em doentes com muitos defeitos isolados, desde que a incisão num local não se ligue às incisões noutros locais para se tornar uma incisão contínua.

2. INCISÕES

As incisões para MIPS são concebidas para conservar o máximo possível de tecido mole. O desenho do retalho para procedimentos MIS varia consoante a localização, a extensão do defeito ósseo e os dispositivos de visualização disponíveis. Assumindo um defeito interproximal que não se estende para além dos ângulos de linha dos dentes adjacentes, a primeira incisão é colocada no espaço intersulcular a partir do ângulo de linha de cada dente, estendendo-se para a área interproximal. Deve ter o cuidado de permanecer no sulco e não remover um colar de tecido com esta incisão. Isto requer que a lâmina seja colocada contra o dente e empurrada até à base do defeito. A lâmina não deve incisar o tecido no corpo da papila, e deve ter o cuidado de não atravessar o corpo da papila com estas incisões. A segunda incisão deve ser uma incisão horizontal (mesial-distal) ao longo do corpo da papila. Esta incisão deve ser colocada relativamente alta na papila, mas não deve estender-se até à área do colo. O colo deve ser preservado no local, se possível.

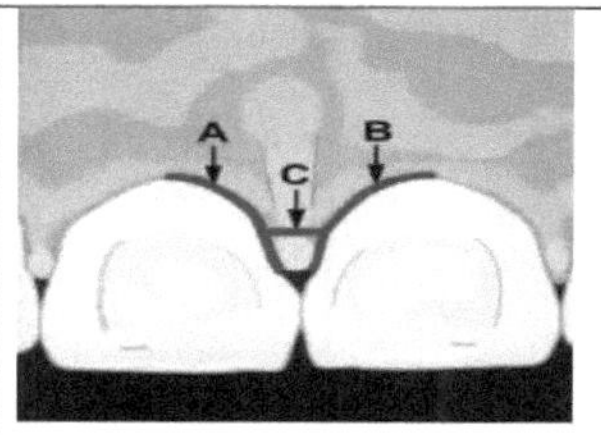

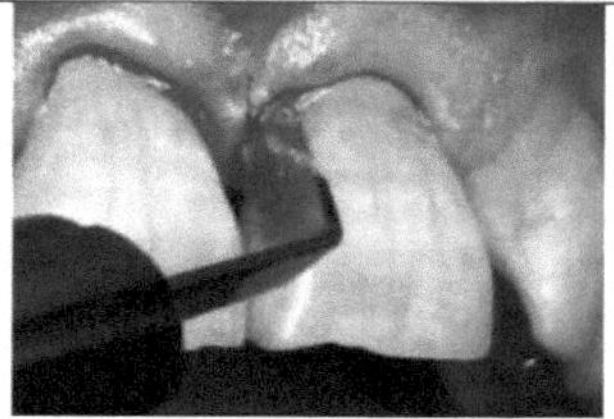

The intrasulculur incisions used for MIS are shown. Incisions A and B should be made as separate incisions. The connecting incision C should be performed as a separate third step

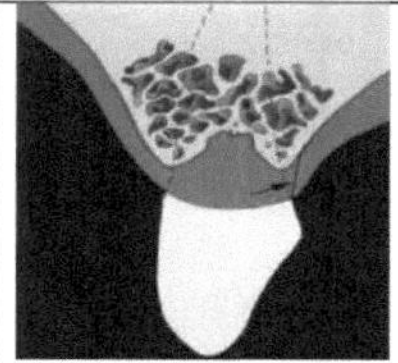

A side view of the MIS incisions shown in above figure. Note the placement of the connecting incision (arrow) away from the crest of the papilla

3. ELEVAÇÃO DA ABA

No MIPS, o tecido é elevado utilizando apenas a dissecção afiada. Isto pode ser conseguido através de facas Orban que foram remodeladas para um terço a um quarto do seu tamanho original. A utilização de facas Orban pequenas permite que a lâmina seja colocada na incisão intrasulcular previamente efectuada e, com a ponta da faca inclinada em direção ao centro da papila, efetuar uma incisão de desbaste e desminagem. Nunca deve utilizar um elevador periosteal para elevar este retalho. Quando se utilizam telescópios ou um microscópio cirúrgico, pode também considerar-se a hipótese de utilizar apenas uma abordagem vestibular. No entanto, deve ter em conta que a reflexão de um retalho bucal tem um maior potencial de recessão gengival visível, com possíveis consequências estéticas negativas.

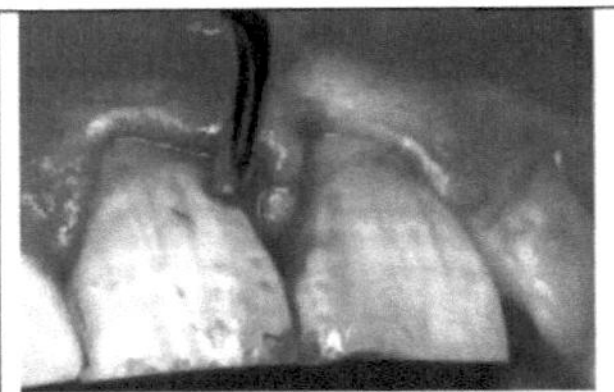
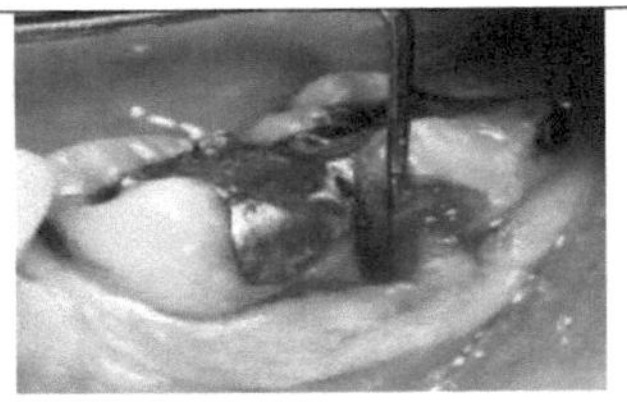

Flap elevation using modified orban knife

4. VISUALIZAÇÃO

A visualização durante a MIS requer alguma forma de ampliação e uma fonte de luz que possa ser focada no local da cirurgia. Podem ser utilizadas lupas cirúrgicas, microscópio ou videoscópio para visualização e ampliação.

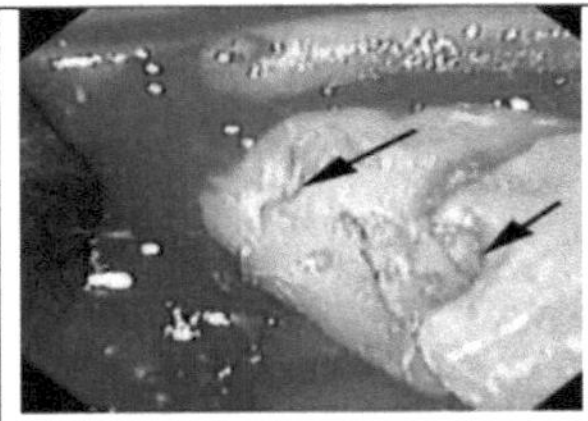

A root surface exposed during V-MIS showing calculus present in many depressions on the root surface

5. DESBRIDAMENTO DE DEFEITOS

A pequena abertura cirúrgica do MIS limita a instrumentação que pode ser usada para remover o tecido de granulação e para desbridar a superfície da raiz. Muitas das curetas utilizadas durante a cirurgia periodontal tradicional dependem de uma abertura de acesso mais ampla do que a disponível com a abertura mais pequena do MIS. Como resultado, o sucesso da MIS requer instrumentação especializada e a utilização de instrumentação tradicional de uma forma diferente do que no passado. A remoção do tecido de granulação para MIS é significativamente diferente da cirurgia periodontal tradicional. Após uma reflexão mínima do retalho, uma grande parte do tecido de granulação pode ser removida através da utilização de curetas cirúrgicas utilizadas de uma forma semelhante a um instrumento de colher operatório. Isto significa que a ponta da cureta é inserida verticalmente no defeito com a haste mantida paralela ao longo eixo do dente e a ponta utilizada para remover o tecido de granulação. A cureta não é utilizada da forma habitual, por vestibular ou lingual, com a extremidade de trabalho encostada à superfície da raiz e a haste horizontal ao longo eixo do dente. Quando a cureta é mantida na horizontal em relação ao longo eixo do dente, a haste embate e dobra os pequenos retalhos gengivais, o que pode traumatizá-los.

Após a remoção do tecido de granulação facilmente acessível, o tecido de granulação restante pode ser quebrado com um raspador ultrassónico utilizando uma pastilha normal (ou seja, não afiada). Embora algum tecido de granulação possa ser removido com o raspador ultrassónico, a sua principal ação é quebrar o tecido de granulação restante em fragmentos mais pequenos. É utilizado um instrumento mecânico de remoção de tecido de granulação para remover o tecido de granulação fragmentado restante. Este instrumento é composto por um tubo afiado que é utilizado como cureta, um vácuo que puxa o tecido de granulação fragmentado para dentro do tubo e uma broca rotativa que corta o tecido de granulação ou as superfícies radiculares.

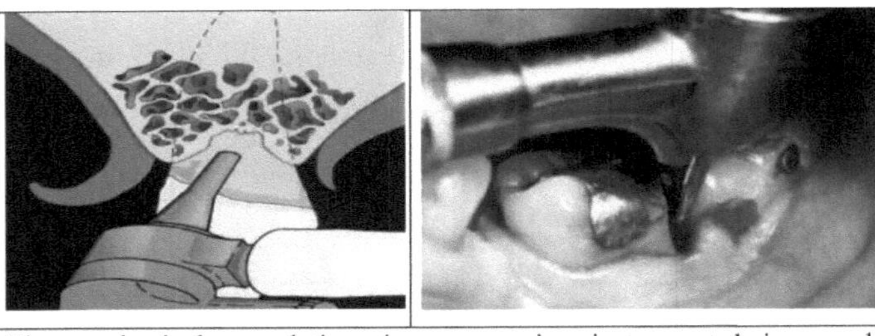

The mechanical granulation tissue removing instrument being used clinically

O vácuo também mantém o campo cirúrgico livre de sangue e permite a visualização do defeito. Muitas vezes é necessário repetir todos os passos de remoção do tecido de granulação várias vezes para desbridar e degranular adequadamente o defeito. Outros métodos de remoção de tecido de granulação podem ser aceitáveis, mas deve ser enfatizado que a reflexão dos retalhos para além do que é mostrado nas figuras levará à perda de altura da papila. O desbridamento e o alisamento da superfície radicular são realizados de forma semelhante ao aplainamento radicular fechado. Para o alisamento da raiz, pode ser utilizado um raspador ultrassónico com a ponta mantida na vertical em relação ao longo eixo do dente. Também são utilizadas curetas Gracey que podem ser utilizadas com a haste da cureta na vertical em relação ao longo eixo do dente. A utilização de curetas que necessitem de acesso bucal ou lingual deve ser evitada devido à possibilidade de trauma nos pequenos retalhos de tecido mole. O planeamento final da raiz e o alisamento são realizados com uma broca de acabamento de comprimento cirúrgico de alta velocidade, que é mantida paralela ao eixo vertical do dente. A broca de acabamento pode fragmentar uma parte do tecido ligamentar na base do defeito. Se for este o caso, o instrumento mecânico de remoção de tecido de granulação pode ser utilizado novamente para remover estes fragmentos de tecido.

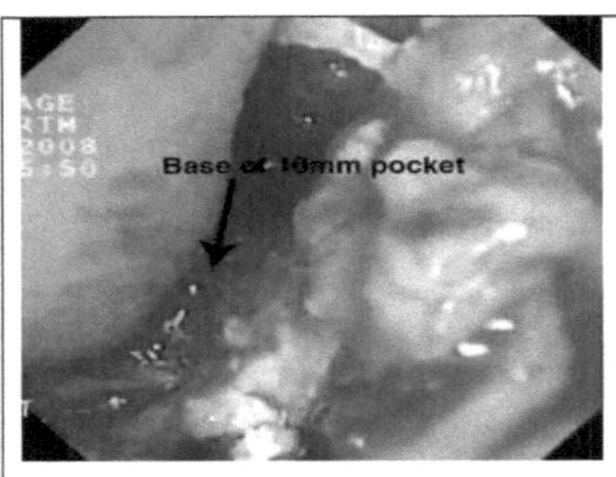	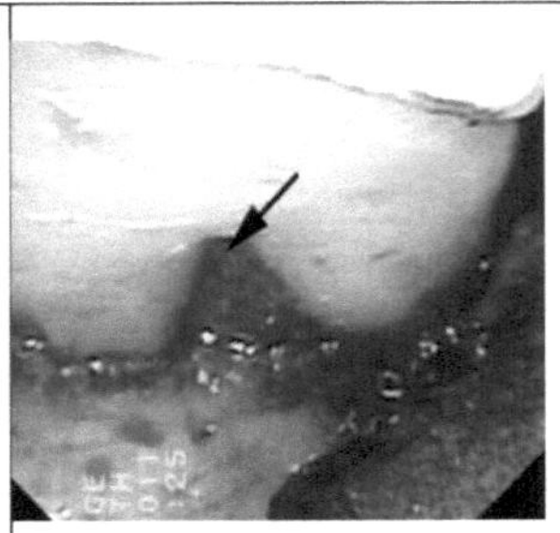
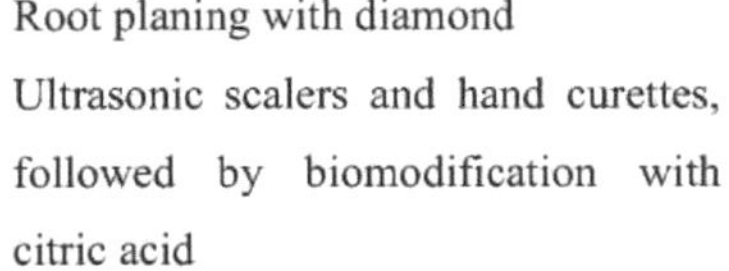 Root planing with diamond Ultrasonic scalers and hand curettes, followed by biomodification with citric acid	Removal of granulation tissue from the bifurcation and mechanical debridement of the root surface has been completed

6. COLOCAÇÃO DE MATERIAL DE ENXERTO

É provável que vários protocolos regenerativos, utilizando vários materiais de enxerto e membranas, possam ser utilizados com sucesso com a abordagem MIS. Nos casos MIS que foram relatados por vários autores, as superfícies radiculares foram condicionadas com ácido cítrico seguido da colocação de osso desmineralizado liofilizado (DFDBA) como material de enxerto, e a colocação de uma malha cirúrgica. Esta combinação específica produziu uma diminuição da profundidade de sondagem e um aumento do nível de fixação que é comparável a outras técnicas regenerativas. Estes passos podem ser modificados para a colocação de diferentes condicionadores radiculares, materiais de enxerto ou membranas.

Utilize um alicate de algodão e uma bola de algodão para aplicar uma solução saturada de ácido cítrico. A bola de algodão é polida sobre a superfície da raiz durante aproximadamente 30 segundos. A superfície da raiz é facilmente acedida para condicionamento através da abertura do MIS. Os retalhos de tecido mole são suavemente retraídos com a extremidade de uma pequena cureta. Desta forma, o ácido cítrico não é aplicado diretamente na superfície cortada do retalho de tecido mole. Limitar o contacto do ácido cítrico com o retalho e a superfície óssea pode ser difícil devido à pequena abertura disponível para aceder à superfície da raiz. Existe algum contacto do ácido cítrico com o tecido mole, apesar dos devidos cuidados. O DFDBA misturado com tetraciclina HCL é utilizado como material de enxerto. A mistura de DFDBA/tetraciclina é misturada com anestésico local para formar uma pasta. O anestésico local está prontamente disponível e parece formar uma pasta mais uniforme da mistura do que quando se utiliza solução salina estéril. Esta consistência melhorada pode estar associada ao baixo pH do anestésico local.

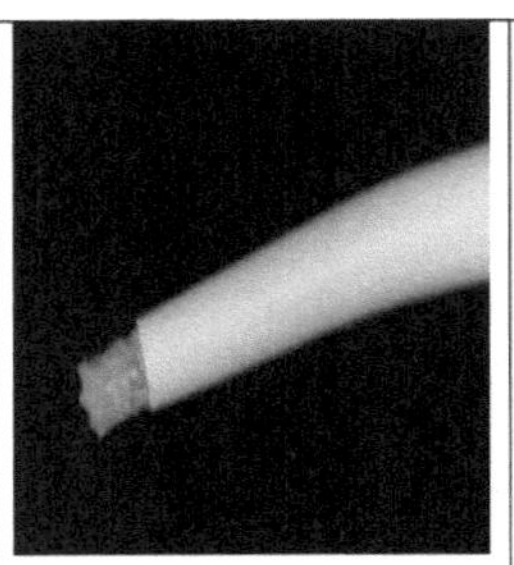	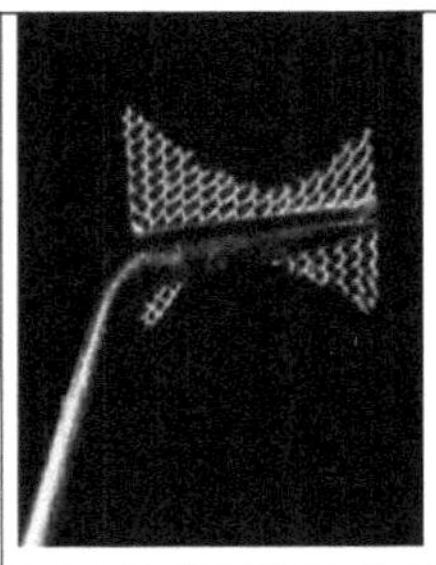	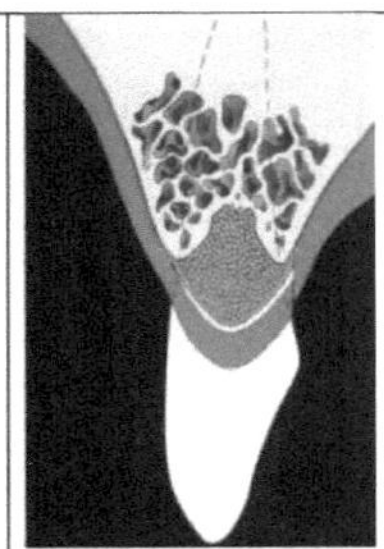
A modified amalgam gun used to facilitate the placement of DFDB through the small MIS opening.	A piece of surgical mesh that has been trimmed to fit the surgical site is shown. The mesh is placed over the DFDBA	The MIS flaps are replaced passively over the DFDBA

A mistura de enxerto é colocada no defeito com uma pistola de amálgama modificada. O êmbolo de plástico da pistola foi encurtado para permitir a colocação de uma maior quantidade de material de enxerto no defeito com uma única carga. A ponta curva da pistola de amálgama facilita a entrada no defeito através da abertura do MIS. O DFDBA é compactado utilizando tampões de amálgama e gaze presa num alicate de algodão. O material de enxerto sintético, como o vidro bioativo, a hidroxiapatite de várias configurações e a proteína amelogénica, também tem sido utilizado com o MIS. O enxerto ósseo compactado é coberto por uma pequena peça de malha cirúrgica. Foi relatado que a malha cirúrgica actua como uma membrana de regeneração de tecido guiada.

No entanto, na RMI a função principal desta malha é

estabilizar a ferida e ajudar a reter o material de enxerto. Utiliza-se um pedaço muito pequeno da malha e não se tenta seguir os protocolos GTR estabelecidos para cobrir a margem óssea desnudada ou estender a malha por vários milímetros além da borda do defeito. A malha aparada é colocada sobre o enxerto ósseo usando um alicate de algodão e as margens da malha são colocadas sob os retalhos vestibular e lingual. Isto parece estabilizar o DFDBA e evitar que partes do enxerto escapem através da incisão. Outras membranas podem ser utilizadas, desde que sejam maleáveis e possam ser inseridas na pequena área cirúrgica. As membranas rígidas ou não reabsorvíveis são provavelmente contra-indicadas devido à dificuldade de adaptação do material e à necessidade de um procedimento de segunda fase. As proteínas da matriz do esmalte (PEM) foram descritas como semelhantes a factores de crescimento e foram sugeridas para utilização no tratamento da perda óssea periodontal em vez de aloenxerto ósseo humano liofilizado desmineralizado (DFDBA). Outro estudo comparou a utilização de EMP com a regeneração tecidular guiada utilizando membranas. Em cada um destes estudos, a utilização de proteínas da matriz do esmalte resultou na redução das profundidades de sondagem e em ganhos nos níveis de inserção clínica (CAL) semelhantes à utilização de outros materiais regenerativos. Estes estudos também avaliaram a utilização de proteínas da matriz do esmalte misturadas com vários materiais de enxerto ósseo. A maioria destes estudos demonstrou apenas uma melhoria marginal dos resultados pós-operatórios quando as proteínas da matriz do esmalte foram utilizadas com material de enxerto ósseo em comparação com as proteínas da matriz do esmalte utilizadas isoladamente.

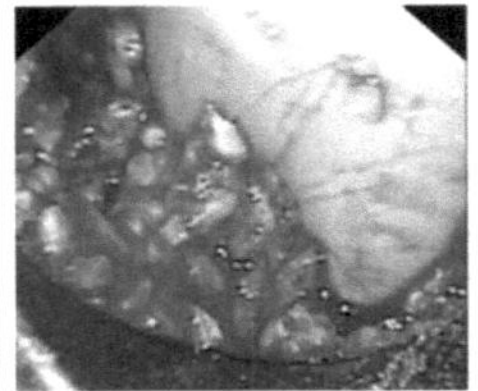	freeze-dried particulate bone graft material mixed with enamel matrix derivative (EMD) placed in the periodontal osseous defect

7. FECHO DA FERIDA

Utiliza-se uma sutura de colchão vertical para fechar o local interproximal. Normalmente, utiliza-se um fio de sutura simples 4-0, mas outros materiais de sutura têm sido utilizados com sucesso. A sutura vertical em colchão é colocada no corpo da papila, bem longe da ponta da papila. Esta sutura puxará o tecido vestibular e lingual juntos na base dos retalhos.

As pontas da papila são então aproximadas com gaze húmida e pressão dos dedos. Embora tenha sido utilizada sutura 6-0 para fechar as pontas da papila, esta pode ser muito demorada e não parece trazer qualquer benefício adicional. Os pensos não são utilizados por rotina com MIS. Os cuidados pós-operatórios incluem cobertura antibiótica durante 1 semana, colutório de clorexidina e consultas pós-operatórias com 1 e 4 semanas. Os retalhos MIS são fechados com uma sutura de colchão vertical simples 4-0 colocada na base da papila. A sutura não é colocada na ponta da papila, de modo a evitar lesões no tecido fino e a possível descamação do bordo da papila. Depois de suturar o corpo da papila, as pontas da papila são aproximadas com a pressão dos dedos

As agulhas e suturas são técnicas cirúrgicas básicas utilizadas para eliminar o espaço morto, fechar uma ferida com tensão suficiente mas adequada e imobilizar uma ferida (Johnson & Johnson 1994). A combinação adequada de uma agulha e sutura corretamente seleccionadas contribui grandemente para o sucesso destas técnicas. A curvatura mais comum das agulhas usadas em medicina dentária é de três oitavos de polegada e meia polegada, sendo a primeira a mais comum. Os dentistas utilizam frequentemente agulhas maiores, como as de 16-19 mm. Embora as agulhas maiores sejam apropriadas em certos procedimentos cirúrgicos, como o encerramento de retalhos após extracções, as agulhas mais pequenas permitem um encerramento preciso dos tecidos reparadores em procedimentos mais pormenorizados.

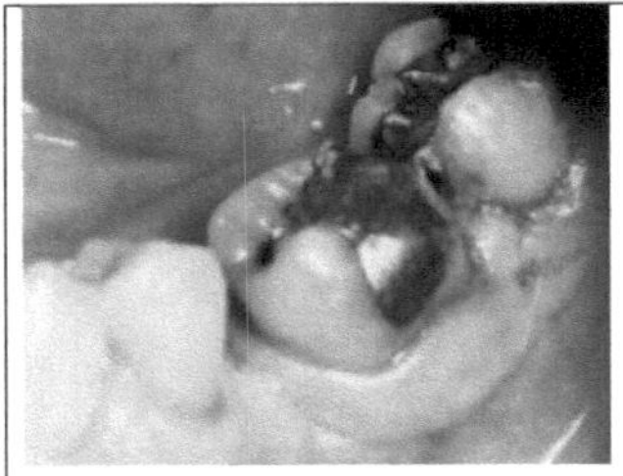	A vertical mattress suture placed

Cicatrização da ferida: O local cirúrgico cicatrizado é mostrado 1 semana após a cirurgia. O tecido na área papilar foi retido e preenche completamente o espaço interproximal. 2[4,19,20,1]

Cirurgia regenerativa tradicional versus MIS

	Traditional Regenerative Surgery	Minimally Invasive Periodontal Surgery
Incisions	Extends at least one tooth on either side of the periodontal defect	Only involves the area immediately surrounding the periodontal defect
Flap reflection	Tissue is reflected from the underlying bone to expose all of the supporting bone, vertical releasing incisions at the edge of the flap may be used	Tissue is sharply dissected to the level of the bone, tissue is not elevated from the remaining bone and the periosteum is preserved
Surgical closure	Multiple interrupted sutures	A single mattress suture per surgical site
Results	Goal is bone regeneration; usually results in 2-4mm of gingival recession	Goal is bone regeneration; gingival recession of 0.05mm which is clinically undetectable

X Utilização de proteínas da matriz do esmalte com cirurgia minimamente invasiva

As proteínas da matriz do esmalte (EMP) foram descritas como semelhantes a factores de crescimento e foram sugeridas para utilização no tratamento da perda óssea periodontal em vez do aloenxerto ósseo humano desmineralizado e liofilizado (DFDBA). As melhorias nas profundidades de sondagem e nos níveis de inserção resultantes da utilização de uma técnica cirúrgica minimamente invasiva e de proteínas da matriz do esmalte são, em geral, superiores às relatadas na maioria dos outros estudos de procedimentos regenerativos.[24]

X Modified-MIST na regeneração periodontal

A M-MIST foi proposta para reduzir ainda mais a invasividade e os efeitos secundários para o paciente, e para aumentar as probabilidades de encerramento primário da ferida e de estabilidade do coágulo sanguíneo. A ideia geral da M-MIST é fornecer um acesso interdentário muito pequeno ao defeito através de uma pequena janela bucal. A incisão de entrada é efectuada no lado bucal da papila interdentária e segue os mesmos princípios descritos para a abordagem MIST. As incisões interdentais envolvem a face vestibular dos dentes vizinhos ao defeito e não envolvem as papilas seguintes. Quando a microlâmina tiver completado uma dissecção nítida da gengiva, um retalho vestibular triangular é minimamente elevado para expor a crista óssea vestibular residual. Uma vez que o retalho bucal tenha sido refletido, a microlâmina é posicionada para dissecar o tecido interdentário supracrestal do tecido de granulação, a lâmina deve apontar para a superfície bucal da parede óssea lingual. As angulações da lâmina serão, portanto, diferentes com diferentes anatomias ósseas; quanto mais apical for a destruição óssea lingual/palatina, maior será a inclinação corono-apical da lâmina. Quando a lâmina tiver separado nitidamente a papila do tecido de granulação, este último é removido com mini curetas. A papila interdental não é separada da crista óssea interdental residual e das fibras supracrestais, e o retalho palatino não é elevado. Em seguida, a superfície radicular é cuidadosamente raspada e aplainada pela ação combinada de mini curetas e instrumentos sónicos/ultrassónicos. Deve ser dada especial atenção para evitar qualquer trauma nas fibras supracrestais da papila associada ao defeito. Tal como referido para o MIST, o defeito ósseo pode ser tratado com diferentes materiais regenerativos, tais como amelogeninas, factores de crescimento, enxertos ósseos autólogos, materiais de aloenxertos ou combinações destes, mas não com membranas de barreira. Todas as etapas clínicas relatadas são realizadas através da pequena "janela cirúrgica" bucal e requerem dispositivos de ampliação e iluminação ideal do campo cirúrgico, como um microscópio operatório ou lentes de aumento. O fecho primário da ferida cirúrgica é conseguido utilizando uma sutura interna modificada e, eventualmente, a aplicação de suturas de passagem adicionais, tal como descrito para a técnica MIST. Quando se aplica uma abordagem M-MIST, as amelogeninas ou factores de crescimento, ou nenhum material regenerativo são as escolhas possíveis, independentemente da anatomia óssea. Por outras palavras, não há grande necessidade de um biomaterial de suporte e, muito provavelmente, há pouca vantagem em utilizar substâncias regenerativas.[4,29]

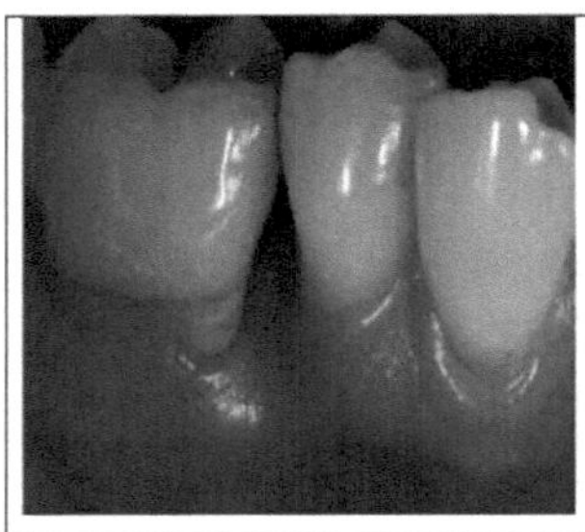	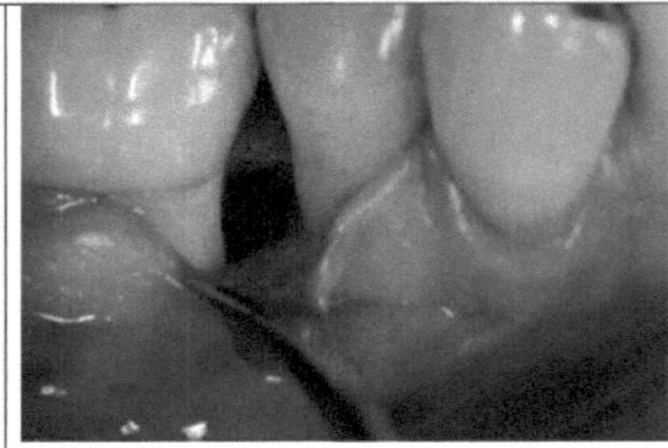
intrabony defect mesial to the first molar	Tiny triangular buccal flap involved only the defect-associated interdental

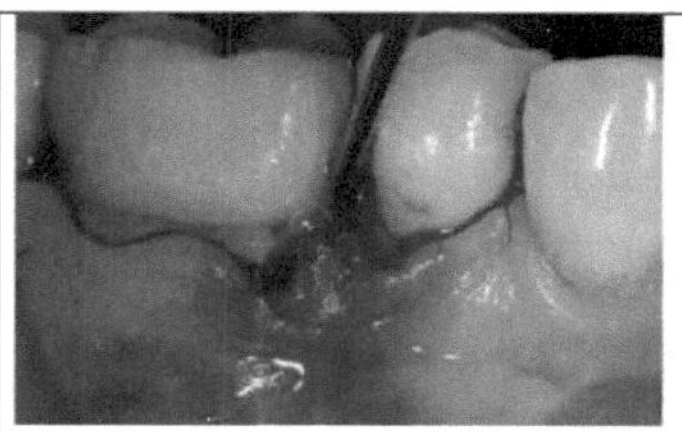	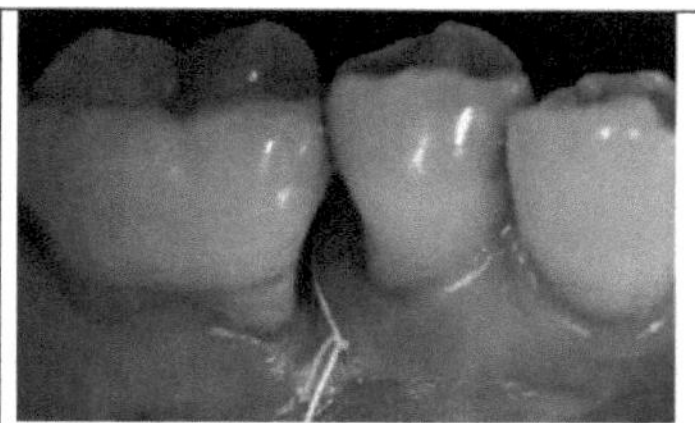
The granulation tissue was removed from under the papilla, and root debridement was performed through the small buccal window	The flap was closed with a single modified internal mattres suture
Modified-MIST in Periodontal Regeneration	

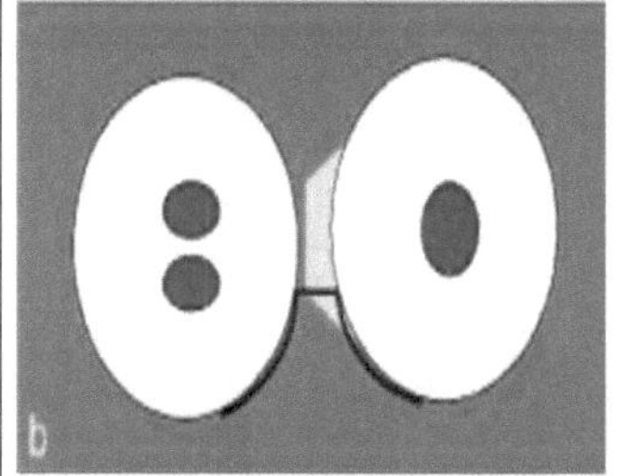	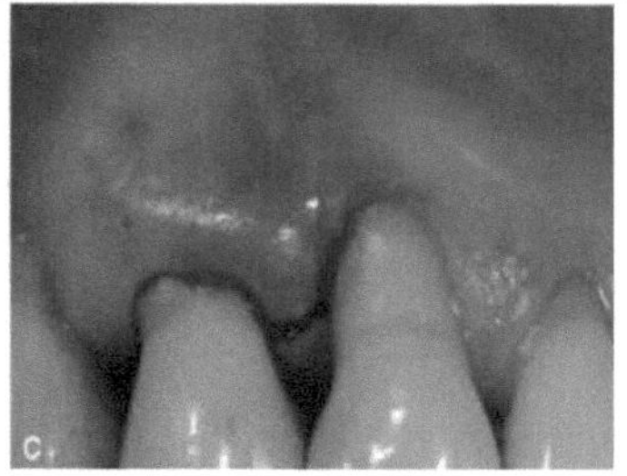
The drawing depicts the buccal incision to gain access to the defect without interdental and lingual incisions	Clinical image of the buccal incision

X Cirurgia minimamente invasiva assistida por videoscópio (VMIS)

As dificuldades encontradas na realização de cirurgia minimamente invasiva são a visualização dos locais cirúrgicos. Foram utilizados vários auxiliares de visualização, incluindo telescópios cirúrgicos de alta ampliação, endoscópios de fibra de vidro e microscópios cirúrgicos. Embora estes instrumentos tenham proporcionado uma melhoria em relação à visualização direta a olho nu, nenhuma destas abordagens foi completamente satisfatória. Os problemas que muitos cirurgiões têm encontrado com a visualização podem ser um fator que contribui para a lenta adoção da cirurgia minimamente invasiva como procedimento de rotina para a cirurgia regenerativa periodontal. Este dispositivo foi descrito pela primeira vez em 2013. Foi desenvolvido um procedimento cirúrgico para tirar partido da visualização melhorada que o videoscópio tornou possível. Este procedimento foi designado por VMIS.

O videoscópio utilizado em procedimentos cirúrgicos periodontais minimamente invasivos é um videoscópio médico concebido para utilização na visualização não cirúrgica do cálice do rim. Este videoscópio tem um tubo de inserção flexível de 670 mm de comprimento com uma câmara de alta definição que produz uma ampliação de 10 a 40 X e iluminação de fibra ótica auto-regulável. A câmara e a iluminação de fibra ótica estão contidas num tubo com 2,7 mm de diâmetro.

Os resultados a longo prazo do VMIS parecem demonstrar

uma melhoria em relação aos procedimentos regenerativos periodontais tradicionais e a outras técnicas de procedimentos regenerativos minimamente invasivos. O videoscópio parece ser um fator de melhoria. Uma das características não mencionadas anteriormente são os chamados micro-sulcos. Estes são sulcos na superfície da raiz que têm sido associados a até 79% dos defeitos ósseos tratados com o VMIS.[4,40]

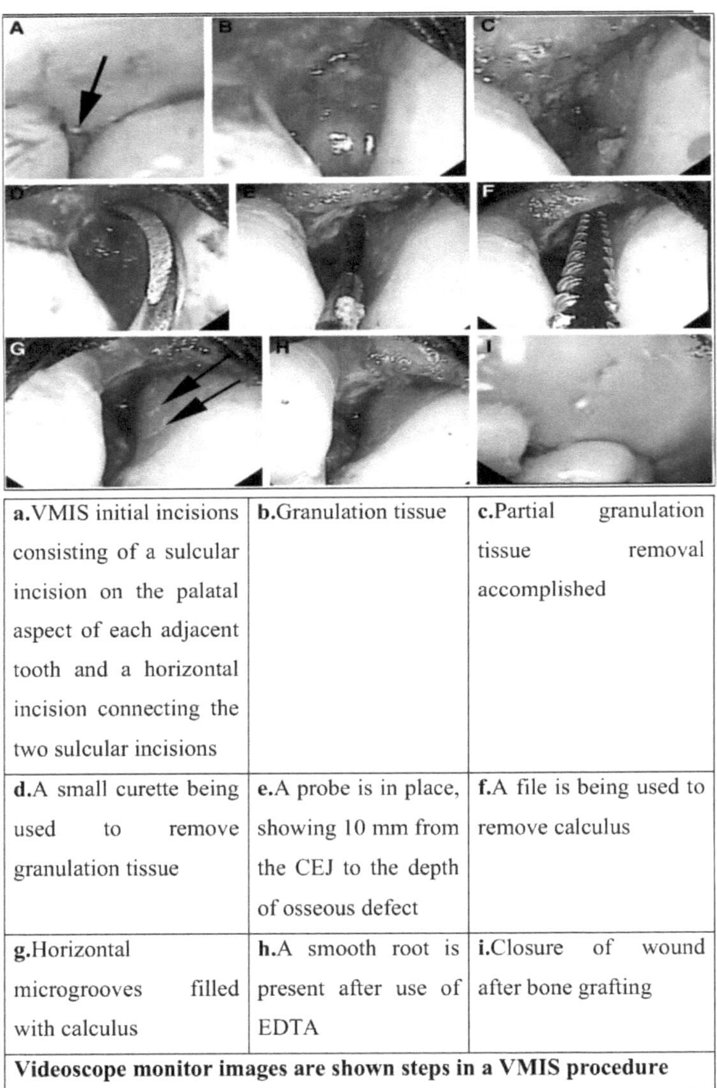

a.VMIS initial incisions consisting of a sulcular incision on the palatal aspect of each adjacent tooth and a horizontal incision connecting the two sulcular incisions	**b.**Granulation tissue	**c.**Partial granulation tissue removal accomplished
d.A small curette being used to remove granulation tissue	**e.**A probe is in place, showing 10 mm from the CEJ to the depth of osseous defect	**f.**A file is being used to remove calculus
g.Horizontal microgrooves filled with calculus	**h.**A smooth root is present after use of EDTA	**i.**Closure of wound after bone grafting
Videoscope monitor images are shown steps in a VMIS procedure		

Tratamento regenerativo minimamente invasivo utilizando células estaminais autólogas da polpa dentária [75,76]

Nos últimos anos, têm-se registado grandes progressos na compreensão dos eventos celulares e moleculares envolvidos na regeneração dos tecidos de suporte dos dentes, e as abordagens baseadas na engenharia de tecidos têm ganho uma atenção considerável como alternativas prospectivas às terapias convencionais para a regeneração periodontal. Um grande número de estudos indicou que as células estaminais derivadas da medula óssea, da polpa dentária ou do ligamento periodontal podem ser utilizadas em conjunto com vários suportes biocompatíveis para regenerar os tecidos ósseos e periodontais in vitro e in vivo. Há evidências de que as células dos tecidos da polpa dentária são facilmente acessíveis, têm a mesma origem que as células estaminais periodontais e um padrão antigénico semelhante, e podem diferenciar-se nas mesmas linhagens. Todas as cirurgias foram realizadas com o auxílio de um microscópio operatório.

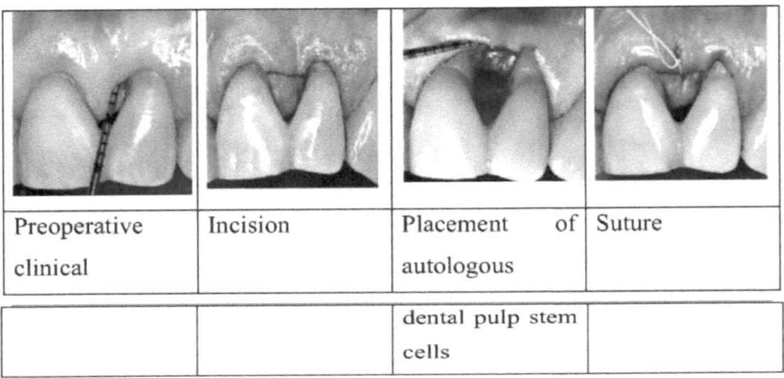

Preoperative clinical	Incision	Placement of autologous dental pulp stem cells	Suture

Os locais experimentais foram acedidos através de uma técnica cirúrgica minimamente invasiva (MIST) e cuidadosamente desbridados com mini curetas (Hu-Friedy) e dispositivos ultra-sónicos. Um dente foi extraído (extração de dentes do siso impactados/dente sem esperança periodontal) e lavado em CHX a 0,2% durante 60 segundos. A coroa foi separada das raízes sob irrigação com solução salina estéril para abrir a câmara pulpar. O tecido pulpar foi recolhido em condições estéreis com uma cureta Gracey e dissociado mecanicamente utilizando o sistema Rigenera (HBW). Este sistema permitiu a dissociação mecânica simultânea da polpa dentária e a filtragem da solução através de filtros de 50 μm em 1 ml de solução fisiológica estéril para obter um microenxerto enriquecido com DPSCs. Este microenxerto foi carregado numa estrutura de esponja de colagénio e colocado para preencher completamente o defeito intraósseo. O encerramento primário da ferida foi conseguido através de suturas internas interrompidas e horizontais em colchão. A utilização de DPSCs e de esponja de colagénio em combinação com uma técnica cirúrgica minimamente invasiva resultou em melhores resultados clínicos do que o retalho de preservação da papila isoladamente.

Um aspeto importante a considerar ao interpretar os resultados é que esta técnica requer a extração de um dente vital e sem lesões de cárie como local doador de DPSCs.

➢ **Cirurgia Minimamente Invasiva Assistida por Robô**

A cirurgia minimamente invasiva assistida por robô (RMIS) promete ser um passo revolucionário no sentido de aperfeiçoar a MIS. Melhorará consideravelmente a precisão e a destreza de um cirurgião, minimizando o trauma para o doente. A cirurgia minimamente invasiva assistida por robô utiliza endefectores e manipuladores dos braços robóticos para realizar a cirurgia propriamente dita no doente. Estes braços podem ser controlados por um telemanipulador ou através de controlo informático.

Na abordagem com tele-manipulador, o cirurgião efectua os movimentos normais associados à cirurgia enquanto os braços robóticos os reproduzem no doente. A abordagem controlada por computador permite que o cirurgião utilize um computador para controlar os braços robóticos. No entanto, os estudos clínicos que utilizam o RMIS revelaram apenas um sucesso marginal. Uma das principais desvantagens é o facto de as pegadas serem grandes e os braços robóticos pesados. Devido a restrições de viabilidade, não foram efectuados estudos a longo prazo com o RMIS.[6]

2. Enxerto de tecidos moles e MIS

O enxerto de tecidos moles está indicado para aumentar locais com gengiva anexa deficiente e para cobrir raízes expostas. As técnicas de enxerto cirúrgico evoluíram ao longo dos últimos 50 anos para um método minimamente invasivo com aperfeiçoamentos na preparação do local recetor e na utilização de tecido de dador de aloenxerto em vez de colheita de tecido do palato. A preparação do local recetor progrediu de preparações em local aberto para retalhos com incisões verticais, para retalhos em envelope sem incisões verticais, para túneis com apenas incisões sulculares. Também tem havido uma progressão de enxertos completamente expostos para enxertos parcialmente cobertos pelo retalho do local recetor, para enxertos completamente cobertos pelo posicionamento coronário do retalho do local recetor. O aumento da previsibilidade da cobertura radicular e o maior conforto do paciente acompanharam cada um desses avanços no design do sítio recetor

Indicações para o enxerto de tecidos moles:

O enxerto de tecidos moles está indicado para aumentar a zona de gengiva aderida à volta dos dentes e para cobrir as superfícies radiculares expostas.[4]

Em 2000, Zucchelli et al. introduziram uma nova técnica de retalho em envelope com incisões papilares únicas e sem incisões verticais de libertação. Esta técnica de retalho em envelope demonstrou resultar numa maior probabilidade de cobertura radicular completa, numa melhor evolução pós-operatória e numa melhor estética em comparação com um CAF com incisões verticais no tratamento de recessões que envolvem múltiplos dentes adjacentes.

A técnica do túnel

Atualmente, o enxerto de recobrimento radicular pode ser realizado através de uma técnica de túnel minimamente invasiva, utilizando um aloenxerto em vez de tecido de dador palatino. Foi demonstrado que os aloenxertos resultam num recobrimento radicular previsível e num aumento da espessura gengival marginal. A caraterística principal da técnica do túnel é a eliminação das incisões superficiais tradicionais e da reflexão do retalho. O local recetor é preparado através da entrada no sulco para criar uma bolsa facial ao dente ou dentes a serem tratados. Se forem tratados vários dentes adjacentes, o túnel sob as papilas liga as bolsas criadas facialmente a cada dente.

Existem dois elementos distintos para esta técnica de enxerto de tecidos moles minimamente invasiva:

1. A preparação do local do destinatário aperfeiçoado e
2. A eliminação do local doador palatino.[70]

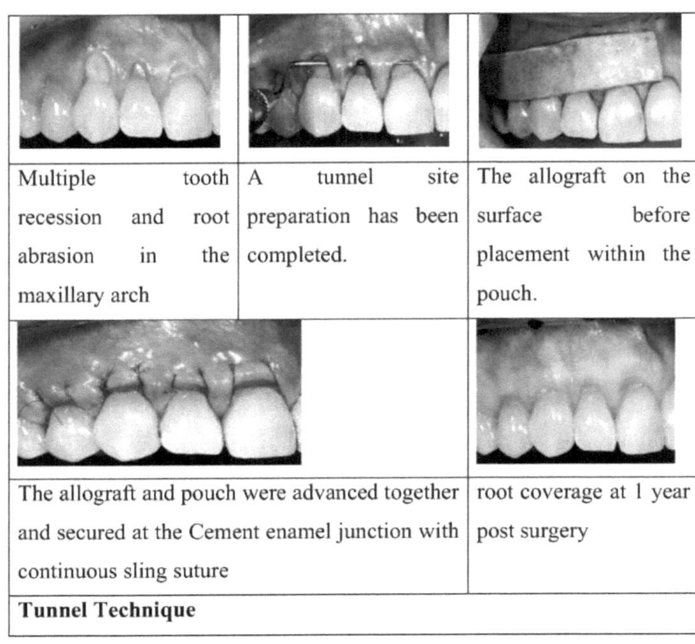

Multiple tooth recession and root abrasion in the maxillary arch	A tunnel site preparation has been completed.	The allograft on the surface before placement within the pouch.
The allograft and pouch were advanced together and secured at the Cement enamel junction with continuous sling suture		root coverage at 1 year post surgery
Tunnel Technique		

Indicações para incisões papilares em enxertos de tecidos moles:

Em locais com tecido muito fino e sem exposição radicular, o método de preparação do local intrasulcular é difícil, especialmente na região anterior da mandíbula, onde a largura da raiz e, portanto, a largura sulcular, é pequena. Nesses locais, uma incisão de liberação papilar fornece o maior acesso necessário para a dissecção e colocação do enxerto. As incisões papilares devem ser limitadas à papila entre o canino e o incisivo lateral ao tratar a região anterior da mandíbula. Isto permitirá o acesso a um túnel sob as papilas restantes, que actuará para evitar a retração apical da bolsa e contribuirá para a estabilidade da ferida.[4]

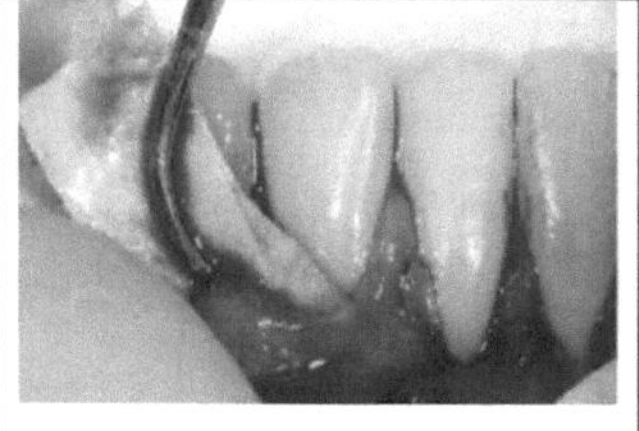	A tunnel recipient site was prepared facial to all four incisors with bilateral papillary incisions between the canines and lateral incisors and an allograft was inserted through the right papillary opening.

Vantagens do enxerto de tecidos moles minimamente invasivo

- Sem incisões na superfície, portanto sem cicatrizes
- Utilização de um aloenxerto, o que elimina a necessidade de um local de dador palatino
- Redução do desconforto do doente
- Maior aceitação do tratamento
- Estética ideal.

3. Terapia de implantes e MIS

I. <u>Cirurgia sem retalho em implantes de dente único na zona estética</u>

A terapia com implantes é uma opção de tratamento altamente previsível. No entanto, a obtenção de uma estética de implante continua a ser um desafio no que respeita à recriação de uma margem gengival e papila de aspeto natural. Uma técnica para ultrapassar esta preocupação é a colocação de implantes sem retalho. Esta técnica envolve a remoção de uma pequena quantidade de tecido sobre a crista do rebordo edêntulo, apenas o suficiente para expor o osso subjacente e facilitar a colocação do implante. Foi utilizado um punch de tecido mole (4 mm) para remover o tecido gengival e facilitar a colocação do implante. Consequentemente, não são necessárias suturas e não é refletido qualquer retalho de tecido mole, reduzindo potencialmente o desconforto e o inchaço pós-operatórios. Aos 3 meses, o pilar de cicatrização foi removido e foi colocado um pilar de zircónio com uma coroa totalmente em porcelana. De acordo com as recomendações do fabricante, o pilar foi torqueado a 20 Ncm (implante de 3,5 ou 4,0 mm) ou 25 Ncm (implante de 4,5 ou 5,0 mm). A abordagem sem retalho pode conferir benefícios estéticos nas fases iniciais da cicatrização.

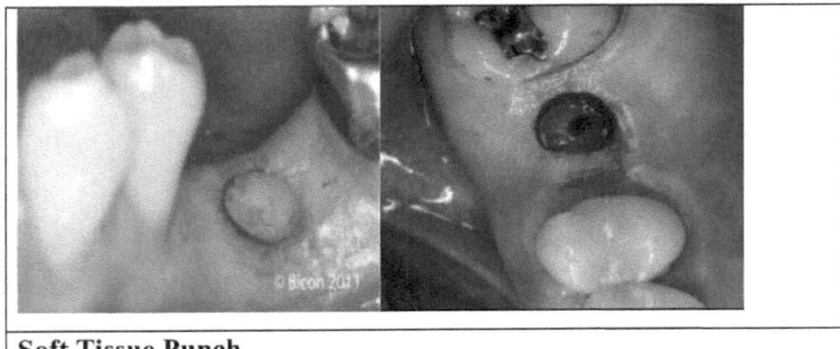

Soft Tissue Punch

As vantagens da cirurgia de implantes sem retalho incluem uma cirurgia menos traumática, tempo operatório reduzido, cicatrização pós-cirúrgica rápida, menos complicações pós-operatórias e maior conforto do doente. Uma desvantagem desta técnica é o facto de não ser possível observar a verdadeira topografia do osso disponível subjacente, uma vez que os tecidos mucogengivais não são levantados, o que pode aumentar o risco de perfurações indesejadas que, por sua vez, podem levar a problemas estéticos ou a perdas de implantes.[77,78,79]

II. Elevação minimamente invasiva do seio maxilar

A. Elevação do seio maxilar utilizando o sistema de balão: O sucesso dos implantes e a estabilidade primária são grandemente afectados pelo volume ósseo *in situ.* A altura óssea vertical reduzida na maxila edêntula posterior pode ser atribuída à atrofia do rebordo pós-extração e à pneumatização do seio maxilar, limitando assim a colocação de implantes dentários. O aumento do assoalho do seio permite a colocação de implantes na maxila posterior. A intervenção cirúrgica mais comum envolve o descolamento da membrana schneideriana do assoalho do seio maxilar, criando um espaço preenchido com enxerto ósseo, para promover o aumento ósseo vertical na cavidade do seio maxilar, permitindo a restauração com implantes dentários no futuro. Boyne e James, em 1980, propuseram o procedimento convencional de aumento do seio maxilar que envolve a visualização direta e a manipulação da membrana schneideriana, através da osteotomia da janela lateral. A elevação minimamente invasiva com balão da membrana antral é uma técnica cirúrgica desenvolvida como uma alternativa menos invasiva à janela lateral, semelhante à colocação de implantes padrão, após a qual a elevação do seio é efectuada utilizando o sistema de balão sinusal, que oferece resultados previsíveis, seguros, eficazes e também eliminou as complicações associadas à técnica convencional da janela lateral. Foi efectuada uma incisão alveolar médio-crestal no rebordo edêntulo, seguida de uma incisão sulcular à volta do dente adjacente; foi levantado um retalho de espessura total. Não foram utilizadas incisões de libertação vertical. A perfuração da cortical foi efectuada com uma broca redonda seguida de uma broca piloto de 2 mm, atingindo cerca de 1 mm antes do fundo do seio.

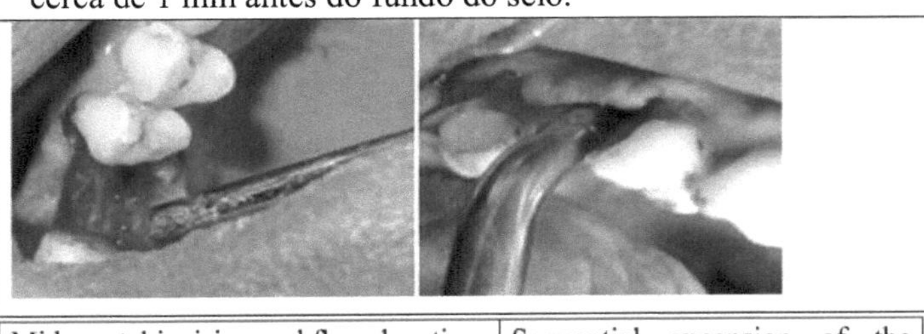

Mid crestal incision and flap elevation	Sequential expansion of the osteotomy site with osteotome

Após a verificação radiográfica do pavimento do seio com RVG, foi efectuada uma expansão sequencial do local da osteotomia utilizando uma série de osteótomos (de 3,8 a 5 mm) em diâmetros graduados para condensar lateralmente o osso maxilar de baixa densidade. O pavimento do seio maxilar foi suavemente fracturado para permitir a entrada do sistema de balão. O balão de elevação do seio maxilar (Zimmer, Índia) foi insuflado com ar e depois esvaziado para obter um alongamento preliminar antes da inserção no local da osteotomia, após o que o balão de elevação do seio maxilar foi ancorado e fixado no local da osteotomia.

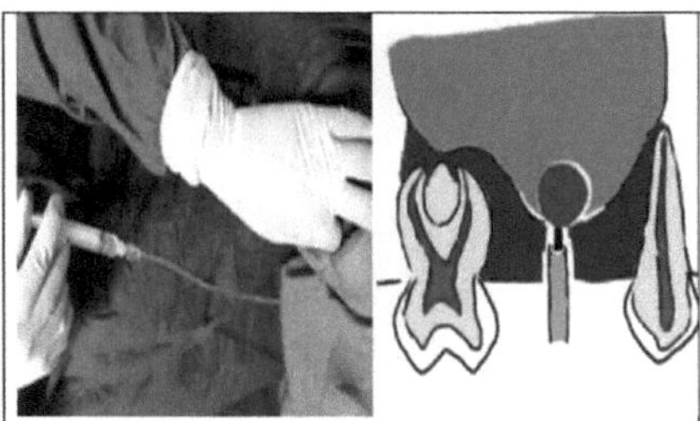

Sinus lift balloon anchored into the osteotomy site following which inflation done using saline & Pictorial representation of the inflated balloon elevating the sinus membrane

De seguida, o balão foi lentamente insuflado com solução salina normal (1 cc de solução salina corresponde a 6 mm de elevação da membrana) até se obter a elevação pretendida (normalmente $\geq$10 mm). O balão foi então lentamente desinsuflado e retirado do local da osteotomia. Foram efectuadas radiografias periapicais digitais conforme necessário para avaliar a extensão da elevação do pavimento sinusal no local da cirurgia durante o procedimento. O enxerto de osso esponjoso alogénico irradiado e de partículas de medula óssea (osso esponjoso alogénico irradiado e partículas de medula óssea do Rocky Mountain tissue bank) foi preenchido sob a membrana sinusal elevada utilizando condensadores ósseos, após o que o retalho foi reposicionado e suturado

com suturas de seda 3-0.[80,81,82]

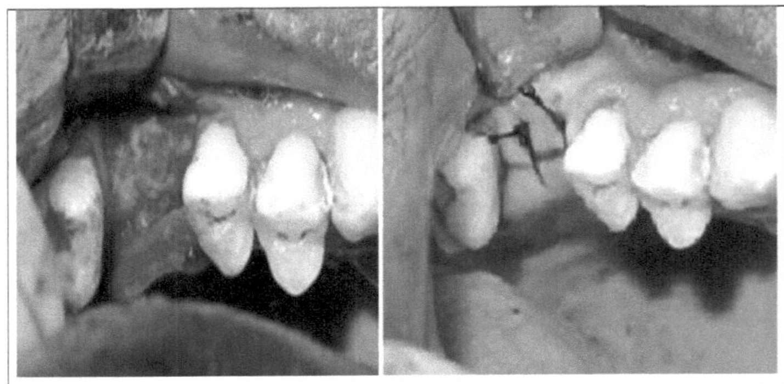

Grafted sinus & Sutures placed after approximation of the flap

Dentium Advanced Sinus Kit (DASK)

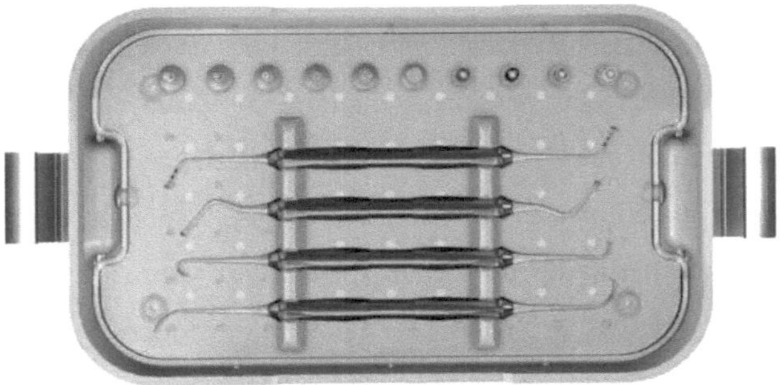

B. Abordagem Crestal para Elevação do Seio

A distância entre a crista alveolar e o pavimento do seio deve ser medida em radiografias antes da cirurgia. A preparação do local é efectuada com brocas finais em sequência até 1 mm antes do pavimento do seio. Em seguida, é utilizada a broca DASK #1 ou #2 e o pavimento do seio é cuidadosamente aproximado com uma ligeira pressão apical. Quando sentir a cedência do pavimento do seio, retire a broca. Ou pode efetuar preparações parciais com a broca DASK #1 ou #2 e uma fratura ascendente com osteótomos.[83,84],[85]

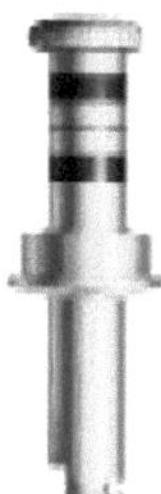

DASK Drill

Crestal Approach (Sinus Lifting)

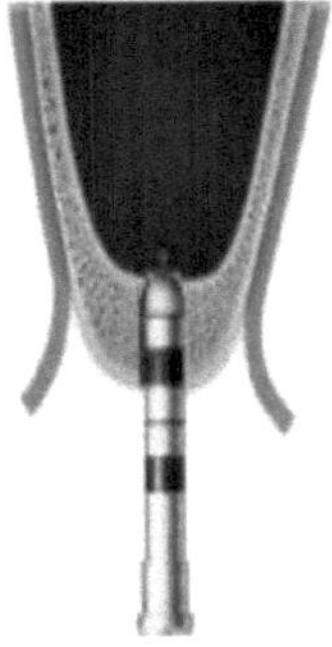

After Ø3.8 Final drilling, eliminate the residual bone (1mm) using a DASK Drill #1 or #2 (in hard bone) until you feel a slight drop

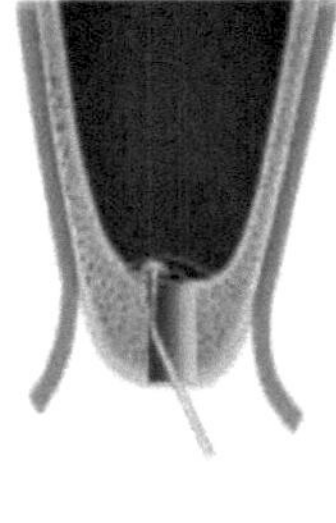

Detach sinus membran using the dome-shape sinus curette

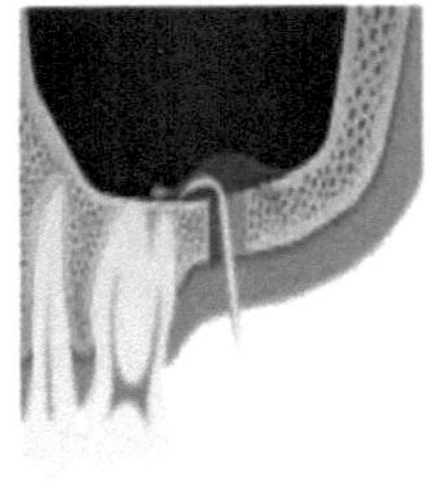

Detaching the sinus membrane to create adequate space for graft material

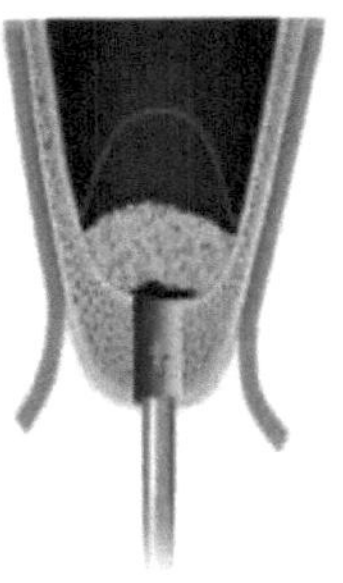

Fill the sinus cavity with (OSTEON® Lifting) graft material

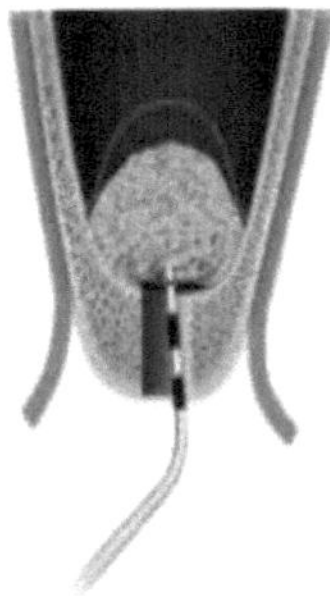

Fill and distribute OSTEON® graft material evenly throughout the achieved space

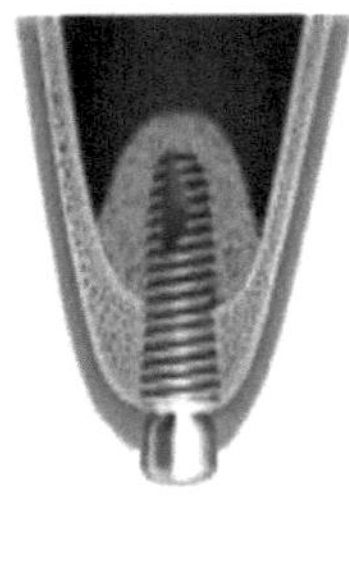

Placement of implant into the osteotomy

Procedimento

Potencial futuro do MIPT

Com base na aceitação entusiástica do tratamento não cirúrgico e da cirurgia minimamente invasiva na medicina e na medicina dentária, o futuro da disciplina no tratamento periodontal é brilhante. À medida que as melhorias na tecnologia de visualização chegam ao mercado, uma abordagem não cirúrgica minimamente invasiva tornar-se-á provavelmente o primeiro passo de rotina na terapia periodontal. Com diligência e aplicação especializada, muitas, se não a maioria, das terapias periodontais poderão ser efectuadas sem cirurgia. No entanto, num futuro previsível, é quase certo que continuarão a existir situações em que serão necessários cuidados cirúrgicos.

Terapia não cirúrgica:

Existe a possibilidade de que, se as superfícies radiculares pudessem ser completamente desbridadas de cálculo e biofilme, então poderia ocorrer uma regeneração "espontânea" dos tecidos periodontais. Quando isto for possível através de uma abordagem não cirúrgica, o tratamento periodontal cirúrgico poderá deixar de ser uma necessidade. O problema é que, utilizando abordagens tradicionais, em muitos casos, é atualmente necessário acesso cirúrgico para um desbridamento completo. O maior problema que a terapia periodontal não cirúrgica enfrenta são as deficiências da tecnologia atual disponível para visualizar a bolsa. Está prevista a introdução de uma terceira geração do endoscópio de fibra de vidro num futuro próximo. Este dispositivo terá a mesma tecnologia básica que está atualmente disponível, mas dará uma imagem muito mais nítida.

Terapia cirúrgica:

As configurações anatómicas da estrutura radicular e a perda óssea tornarão provavelmente necessária a intervenção cirúrgica para a regeneração num futuro previsível. Isto deve-se à dificuldade inerente em aceder a muitos dos locais onde o cálculo se forma nas superfícies radiculares. Com o videoscópio, é possível visualizar e aceder a quase todas as áreas das superfícies radiculares, mesmo quando são utilizadas incisões muito pequenas.

No entanto, o videoscópio atualmente disponível é demasiado grande para visualizar a maioria das furcações que são mais extensas do que uma classe I; por conseguinte, é necessário um videoscópio mais pequeno. Um tamanho de instrumento ideal para procedimentos cirúrgicos minimamente invasivos seria de aproximadamente 0,5 mm de diâmetro. Mais uma vez, isto é tecnicamente viável neste momento, mas é impraticável de criar. É muito provável que estas dificuldades possam ser ultrapassadas num futuro próximo. A cirurgia minimamente invasiva necessita de instrumentos melhorados para o desbridamento de defeitos radiculares e ósseos.[4]

CAPÍTULO 5: RESUMO

A cirurgia minimamente invasiva deve ser considerada uma verdadeira realidade no campo da regeneração periodontal. Vários estudos e ensaios clínicos têm demonstrado o seu potencial para melhorar significativamente as condições periodontais de locais associados a defeitos intra-ósseos, comprovando a sua eficácia. Estas melhorias clínicas estão consistentemente associadas a uma morbilidade muito limitada para o paciente durante o procedimento cirúrgico, bem como no período pós-operatório. O tempo de cadeira necessário para efetuar uma cirurgia deste tipo é de longe mais curto do que o necessário para abordagens cirúrgicas mais convencionais. No entanto, a cirurgia minimamente invasiva não pode ser aplicada em todos os casos. Um algoritmo de decisão por etapas deve ajudar os médicos a escolher a abordagem correcta. Os objectivos a longo prazo da terapia periodontal minimamente invasiva podem muito bem ser um híbrido entre o tratamento não cirúrgico e o tratamento cirúrgico minimamente invasivo.

As melhorias nas técnicas de realização de todas as cirurgias minimamente invasivas foram impulsionadas por melhorias na tecnologia de visualização do local da cirurgia. À medida que a visualização foi melhorando ao longo do tempo, foi possível efetuar incisões mais pequenas para procedimentos cirúrgicos e realizar um desbridamento radicular mais completo em procedimentos periodontais não cirúrgicos. O desbridamento periodontal endoscópico ultrassónico é uma tecnologia microvisual minimamente invasiva utilizada para o tratamento não cirúrgico da doença periodontal. Tal como acontece com qualquer instrumento e competência dentária avançada, esta tecnologia requer uma atenção concentrada, um desejo de aprender, formação, prática e paciência. Esta competência, combinada com a capacidade micro-visual da endoscopia dentária e periodontal, está a proporcionar um avanço na medicina dentária, no campo da higiene dentária e na periodontia com uma "visão" valiosa e muito diferente em relação à saúde dentária e periodontal. Mas os dispositivos de ampliação têm as suas próprias limitações.

No campo da higiene dentária, tem-se observado um avanço constante no tratamento da doença periodontal. Os desafios do MIPT trazem muitas vantagens e melhorias no processo de destartarização e alisamento radicular. A cirurgia minimamente invasiva que utiliza incisões modificadas, juntamente com a tecnologia modificada dos seus dispositivos e instrumentos, tem um historial comprovado de produzir profundidades de sondagem de bolsas pouco profundas, níveis de fixação melhorados, recessão clinicamente indetetável e estabilidade a longo prazo dos resultados melhorados após a cirurgia. Para além destes resultados clínicos favoráveis, foi observada uma elevada satisfação do paciente, que se concluiu através do paciente e que se reflectiu na ausência de desconforto imediatamente após o procedimento cirúrgico, na ausência de alojamento/impactação de alimentos ou de sensibilidade térmica após a cicatrização cirúrgica inicial e na ausência mínima de alterações estéticas negativas após a cirurgia. A regeneração do tecido periodontal devido a doença é altamente previsível e favorável, de acordo com a opinião dos pacientes. No futuro, à medida que a

tecnologia continua a melhorar, é muito provável que as aberturas de acesso cirúrgico continuem a tornar-se mais pequenas e que os resultados regenerativos melhorem drasticamente.
Para resumir as vantagens e desvantagens da terapia periodontal minimamente invasiva

Vantagens da MIPS: menos dor e traumatismo operatórios, ausência de cicatrizes, recuperação mais rápida e redução da incidência de complicações pós-cirúrgicas. A sensibilidade térmica é rara porque as incisões são limitadas a áreas anatómicas. A recessão gengival pós-operatória é mínima ou inexistente, não há tendência para que as profundidades de sondagem mais profundas voltem a ocorrer ao longo de 6 ou mais anos de pós-operatório, pelo que, embora as técnicas de MIPS possam encontrar

Para além das vantagens, devem também ser tidas em conta outras desvantagens destes métodos.
Desvantagens do MIPS: requer equipamento especial, é provavelmente necessária formação especializada, alguns equipamentos adicionais podem ser mais caros e alguns procedimentos podem demorar mais tempo do que o habitual, em comparação com as cirurgias convencionais.

Considerações gerais sobre a cirurgia minimamente invasiva:

1. Todas as incisões são concebidas para conservar os tecidos moles
2. São efectuadas incisões separadas, evitando-se incisões contínuas
3. As incisões de libertação vertical são geralmente evitadas
4. A cobertura do enxerto/membrana por tecido mole é conseguida para promover a regeneração periodontal, por exemplo, se o defeito ósseo estiver em áreas estéticas, a incisão é feita na papila palatina
5. Os tecidos são reflectidos através de uma dissecação afiada ou da combinação de uma dissecação romba e afiada
6. A visualização adequada do procedimento requer uma ampliação e uma fonte de luz. Pode ser utilizado um microscópio cirúrgico e lupas com uma ampliação de 3,5 vezes
7. O desbridamento da superfície da raiz torna-se difícil, uma vez que é efectuada uma reflexão mínima do retalho para preservar os tecidos.
8. O desbridamento mecânico pode ser efectuado com a ponta da cureta inserida verticalmente e a haste mantida paralela à superfície do dente. Podem ser utilizados scalers ultra-sónicos para romper os tecidos de granulação
9. Colocação de material de enxerto ósseo - pode ser utilizada uma pistola de êmbolo de plástico para uma colocação precisa do material de enxerto
10. A zona interproximal pode ser fechada com suturas de colchão verticais. Pode utilizar um fio de sutura reabsorvível 6-0.

CAPÍTULO 6: CONCLUSÃO

A documentação científica sobre técnicas minimamente invasivas está a aproximar-se de uma massa crítica. O número de artigos que documentam resultados muito favoráveis de procedimentos periodontais cirúrgicos e não cirúrgicos minimamente invasivos está a aumentar e foi gerado a partir de várias fontes. Este é um fator crítico para que as terapias minimamente invasivas se tornem uma corrente principal e, eventualmente, a abordagem terapêutica dominante. Ao mesmo tempo, os dispositivos para a realização de MIS estão a tornar-se mais amplamente disponíveis. Esta combinação de provas científicas positivas e de avanços tecnológicos permitirá um rápido avanço neste domínio. As melhorias nas técnicas de realização de todas as cirurgias minimamente invasivas têm sido impulsionadas por melhorias na tecnologia de visualização do local da cirurgia. À medida que a visualização foi melhorando ao longo do tempo, foi possível efetuar incisões mais pequenas para procedimentos cirúrgicos e realizar um desbridamento radicular mais completo em procedimentos periodontais não cirúrgicos. É provável que se continuem a registar melhorias na tecnologia de visualização, o que conduzirá a alterações e melhorias nas futuras técnicas cirúrgicas.

Tal como acontece com qualquer instrumentação e competência dentária avançada, esta tecnologia requer uma atenção concentrada, um desejo de aprender, formação, prática e paciência. Este conjunto de competências, combinado com a capacidade microvisual da endoscopia dentária e periodontal, está a proporcionar à medicina dentária, à higiene dentária e à periodontia uma "visão" valiosa e muito diferente da saúde dentária e periodontal. A cirurgia minimamente invasiva deve ser considerada uma verdadeira realidade no campo da regeneração periodontal. Estudos de coorte e ensaios clínicos controlados e randomizados demonstraram o seu potencial para melhorar significativamente as condições periodontais de locais associados a defeitos intra-ósseos, comprovando a sua eficácia. Estas melhorias clínicas estão consistentemente associadas a uma morbilidade muito limitada para o paciente durante o procedimento cirúrgico, bem como no período pós-operatório. O tempo de cadeira necessário para efetuar esta cirurgia é de longe mais curto do que o necessário para abordagens cirúrgicas mais convencionais. No entanto, a cirurgia minimamente invasiva não pode ser aplicada em todos os casos. Um algoritmo de decisão por etapas deve ajudar os médicos a escolher a abordagem correcta.

Os objectivos a longo prazo da terapia periodontal minimamente invasiva podem muito bem ser um híbrido entre o tratamento não cirúrgico e o tratamento cirúrgico minimamente invasivo. É concebível que, no futuro, a tecnologia permita o tratamento da doença periodontal utilizando incisões que são menos prejudiciais do que as causadas atualmente pela colocação de uma cureta tradicional numa bolsa/sulco periodontal intacto. Esta técnica minimamente invasiva pode consistir na inserção de duas agulhas de tamanho médio no tecido gengival, possivelmente uma na superfície vestibular e outra na lingual, e depois efetuar todas as manipulações através destas agulhas. Uma agulha permitiria a visualização; a outra agulha permitiria a remoção de cálculos, o alisamento das raízes e a colocação de materiais regenerativos. Embora tal técnica possa ser considerada um sonho neste momento, o salto tecnológico necessário para realizar esta ou outra técnica semelhante é menor do que o salto que nos levou de uma gengivectomia para uma abordagem tradicional de cirurgia regenerativa. A tecnologia que é atualmente de ponta para a terapia periodontal minimamente invasiva não cirúrgica e cirúrgica será provavelmente vista como rudimentar daqui a 30 anos. O futuro das melhorias na terapia periodontal é virtualmente ilimitado. A única coisa que parece garantida é que os procedimentos de tratamento se tornarão mais eficazes e mais minimamente invasivos.

Os futuros dispositivos para a realização de procedimentos cirúrgicos periodontais minimamente invasivos têm de ser mais fáceis de utilizar. São necessários melhores dispositivos para ajudar a visualizar pequenos campos cirúrgicos, melhores dispositivos para preparar locais cirúrgicos e melhores instrumentos para ajudar na colocação de materiais regenerativos. A introdução da cirurgia minimamente invasiva apresenta várias vantagens, tais como uma cirurgia menos invasiva, uma duração mais curta, uma cicatrização mais favorável e benefícios para o doente. O futuro promete uma maior evolução no sentido de uma abordagem preventiva mais primária, facilitada pelas tecnologias emergentes de diagnóstico, prevenção e tratamento.

REFERÊNCIAS

1. FerminCarranza, Gerald Shklar. Carranza's Clinical Periodontology, 12ª ed., St. St. Louis, Missouri: Elsevier publishing; 2017.

2. Riggs JW. Inflamação supurativa das gengivas e absorção das gengivas e do processo alveolar. Pa J Dent Sci1876;3:99. (Reproduzido em Arch Clin Oral Pathol 1938;2:423.)

3. Neumann R: Die alveolarpyorrhea und ihrebehandlung, Berlim, 1912.

4. Stephen K. Harrel e Thomas G. Wilson. BookMinimally Invasive Periodontal Therapy Clinical Techniques and Visualization Technology, 1st ed. Oxford: wiley-blackwell publishing; 2015

5. Harrel SK. Uma abordagem cirúrgica minimamente invasiva para a regeneração periodontal: Técnica cirúrgica e observações. J Periodontol 1999;70:1547-57.

6. RohitKhurana, Praveen B. Kudva, ShuklaAanchalSanjeev, Hema P. Kudva. Periodontia minimamente invasiva - necessidade da hora. Jornal Internacional de Investigação Médica Contemporânea 2016;3(6):1762-65.

7. AgrajaPatil, SwapnaMahale, Chaitanya Joshi. Técnicas minimamente invasivas para a terapia periodontal International

Journal of Oral Health Dentistry; 2017;3(1):10-14

8. Robert Bohinski, Tobler William. Cirurgia minimamente invasiva da coluna vertebral, Clínica Mayfield, Ohio, 10.2012

9. B Jaffray. Cirurgia minimamente invasiva. Arch Dis Child 2005; 90:53742.

10. Carolmurdoch-kinch, maryellenmclean. Medicina dentária minimamente invasiva, JADA, 2003;134:87-95.

11. Kumar Raghav, Gujjar e NehaSumra.Medicina Dentária Minimamente Invasiva

- International Journal of Clinical Preventive Dentistry. 2013;9(2):109-20.

12. AousDannan. Cirurgia periodontal minimamente invasiva. J Indian SocPeriodontol. 2011;15:338-343.

13. Philip Ower,Terapia Periodontal Não Cirúrgica Minimamente Invasiva.Dent Update 2013; 40: 289-295.

14. Fitzpatrick JM, Wickham JE. Cirurgia minimamente invasiva. Br J Surg 1990;77:721-22.

15. Wickham, J.E.A., The new surgery, British Medical Journal, 1987;295:1581-82.

16. Definições do Instituto Nacional do Cancro, sítio Web do NCI, Departamento de Saúde e Serviços Humanos dos EUA.

17. Harrel, S.K., Hidalgo-Rivera, F. & Abraham, C. Resistência dos tecidos ao enfisema de tecidos moles. Journal of Contemporary Dental Practice, 2012; 13(6):886-91.

18. Banthia R et al. Cirurgia periodontal minimamente invasiva para terapia regenerativa, J Interdiscip Dentistry 2016; 6:56-9.

19. Harrel S K, Rees T D. Remoção de tecido de granulação em procedimentos cirúrgicos de rotina e minimamente invasivos. CompendContinEduc Dent. 1995; 16:960-967.

20. Harrel SK. Uma abordagem cirúrgica minimamente invasiva para enxerto ósseo periodontal, IJPRD 1998;18(2):161-69.

21. Cortellini P, Prato GP, Tonetti MS. O retalho simplificado de preservação da papila. Uma nova abordagem cirúrgica para a gestão de tecidos moles em procedimentos regenerativos. Int J Periodontics Restorative Dent 1999;19:589-99.

22. Cortellini P, Tonetti MS. Abordagem microcirúrgica à regeneração periodontal: Avaliação inicial numa coorte de casos. J Periodontol

2001;72: 559-569.

23. Stambaugh RV, Myers GC, Ebling WV, Beckman B, Stambaugh KA. Visualização endoscópica de superfícies radiculares gengivais submarginais. J Periodontol. 2002; 73(4):374-82.

24. Harrel SK, Wilson TG, Nunn ME. Avaliação prospetiva da utilização de proteínas da matriz do esmalte com cirurgia minimamente invasiva. J Periodontol 2005;76: 380-384.

25. Cortellini P, Tonetti MS. Uma técnica cirúrgica minimamente invasiva com um derivado da matriz de esmalte no tratamento regenerativo de defeitos intra-ósseos: uma nova abordagem para limitar a morbilidade. J ClinPeriodontol 2007;34: 87-93.

26. Cortellini P, Tonetti MS. Técnica cirúrgica minimamente invasiva e derivado da matriz de esmalte em defeitos intra-ósseos. I: resultados clínicos e morbilidade. J ClinPeriodontol 2007;34: 1082-88.

27. Cortellini P, Nieri M, Prato GP et al. Técnica cirúrgica única minimamente invasiva com um derivado da matriz de esmalte para tratar múltiplos defeitos intra-ósseos adjacentes: resultados clínicos e morbilidade do paciente. JClinPeriodontol 2008;35: 605-13.

28. Wilson et al.The Relationship Between the Presence of Tooth-Borne Subgingival Deposits and Inflammation Found With a Dental Endoscope. J Periodontol. 2008; 79: 2029-35

29. Cortellini P, Tonetti MS. Melhoria da estabilidade da ferida com uma técnica cirúrgica minimamente invasiva modificada no tratamento regenerativo de defeitos intra-ósseos interdentários isolados. J ClinPeriodontol 2009;36: 157-163.

30. Leonardo Trombelli et al.Abordagem de retalho único com acesso bucal em procedimentos de reconstrução periodontal. J Periodontol, 2009;80:353- 360.

31. Cortellini P, Prato G, Nieri M, et al. Técnica cirúrgica minimamente invasiva e derivado da matriz do esmalte em defeitos intra-ósseos: II. Factores associados aos resultados de cicatrização. Int J Periodontics Restorative Dent 2009;29: 257-265.

32. Harrel SK, Wilson TGJR, Nunn ME. Avaliação prospetiva da utilização do derivado da matriz de esmalte com cirurgia minimamente invasiva: 6year results. J Periodontol 2010; 81: 435-441.

33. Ribeiro FV, Nociti JFH, Sallum EA, et al. Uso de derivado proteico da matriz do esmalte com abordagem cirúrgica minimamente invasiva em defeitos periodontais intraósseos: resultados clínicos e centrados no paciente. Braz Dent J 2010;21: 60-67.

34. Trombelli et a., Single flap approach with and without guided tissue regeneration and a hydroxyapatite biomaterial in the management of intraosseous periodontal defects, J Periodontol 2010;81:1256-

1263.

35. Cortellini P, Tonetti MS. Resultados clínicos e radiográficos da técnica cirúrgica minimamente invasiva modificada com e sem materiais regenerativos: um ensaio aleatório controlado em defeitos intra-ósseos. J ClinPeriodontol 2011;38: 365-373.

36. Ribeiro FV, Casarin RC, Junior FH, et al.O papel da proteína derivada da matriz do esmalte em cirurgia minimamente invasiva no tratamento de defeitos intra-ósseos em dentes unirradiculares: um ensaio clínico randomizado. J Periodontol 2011;82: 522-532.

37. Cosyn J, Cleymaet R, Hanselaer L, et al. Terapia periodontal regenerativa de defeitos infra-ósseos utilizando cirurgia minimamente invasiva e um xenoenxerto derivado de bovino enriquecido com colagénio: um estudo prospetivo de 1 ano sobre o resultado clínico e estético. J ClinPeriodontol 2012;39: 979- 986.

38. Mishra A, Avula H, Pathakota KR, et al. Eficácia da técnica cirúrgica minimamente invasiva modificada no tratamento de defeitos intra-ósseos humanos com ou sem utilização de gel de rhPDGF-BB: um ensaio controlado aleatório. J ClinPeriodontol. 2013;40: 172-179.

39. Ribeiro FV, Casarin RC, Palma MA, et al. Alterações clínicas e microbiológicas após abordagens terapêuticas minimamente

invasivas em defeitos intra-ósseos: um seguimento de 12 meses. Clin Oral Investig. 2013;17: 1635- 1644.

40. Harrel, S.K., Abraham, C.M., Rivera-Hidalgo, F., Shulman, J. & Nunn, M. (2014) Cirurgia periodontal minimamente invasiva assistida por videoscópio (V-MIS). ClinPeriodontol. 2013; 40(9): 868-874.

41. Ghezzi C, FerrantinoL,Bernardini L, et al. Técnica cirúrgica minimamente invasiva na regeneração periodontal: um estudo piloto de ensaio clínico controlado e aleatório. Int J Periodontics Restorative Dent 2016;36: 475-482.

42. Aimetti M, Ferrarotti F, Mariani GM, et al. Uma nova abordagem sem retalhos versus cirurgia minimamente invasiva na regeneração periodontal com proteínas derivadas da matriz do esmalte: um ensaio clínico controlado e aleatório de 24 meses. Clin Oral Investig 2016;21: 327-337.

43. Koji mizutani, akiraaoki, donaldcoluzzi, raymondyukna, Chen-yingwang, vericapavlic&yuichiizumi, Lasers in minimally invasive periodontal and peri-implant therapy perio 2000. 2016;71:185-212

44. Harrel et al. Cirurgia periodontal minimamente invasiva assistida por videoscópio: Resultado em um ano e morbidade do pacienteInt J Periodontics Restorative Dent 2016;36:363-71.

45. Rana Al-Falaki, Minimally invasive treatment of infrabony periodontal defects using dual-wavelength laser therapy, International Scholarly Research Notices. 2016;3:1-9.

46. Shan Liu, Minimally Invasive Surgery Combined with Regenerative Biomaterials in Treating Intra- Bony Defects: A Meta-Analysis. journalpone. 2016;11(1): e0147001.

47. David E. Azar, Tratamento minimamente invasivo com um único implante na zona estética , COMPENDIUM,2017;38(4): 241-47

48. Ernesto ASubperiosteal Minimally Invasive Aesthetic Ridge Augmentation Technique (SMART): Um novo padrão para a reconstrução óssea dos maxilares, Int J Periodontics Restorative Dent 2017;37:165-173

49. Robertson PB. O paradoxo do cálculo residual. J Periodontol 1990;61:65-66.

50. Wilson TG, Carnio J, Schenk R, Myers G. Ausência de sinais histológicos de inflamação crónica após destartarização subgengival fechada e alisamento radicular utilizando o endoscópio dentário: Biópsias humanas - Um estudo piloto. J Periodontol 2008;79:2036-2041.

51. Geibel et al. Desenvolvimento de um novo microendoscópio para aplicação odontológica. Jornal Europeu de Investigação Médica,

2006;11:123-27.

52. Vincent Ronco& Michel Dard, Uma nova abordagem de sutura para a deslocação de tecidos na cirurgia plástica periodontal minimamente invasiva. Relatos de casos clínicos 2016; 4(8): 831-837

53. Dr. Pooja P. Suryavanshi, Microcirurgia Periodontal: Uma nova abordagem à cirurgia periodontal. Int. Journal of Sc. and Research. 2017;6(3):785-89

54. Shanelec, D. A., e L. S. Tibbetts. "Microcirurgia periodontal, curso de formação contínua." 78ª reunião anual da Academia Americana de Periodontologia. 1992.

55. Kim S, Pecora G, Rubinstein R. Comparação entre a cirurgia tradicional e a microcirurgia em endodontia. Atlas colorido de microcirurgia em endodontia. Philadelphia: WB Saunders. 2001:5-11

56. Shanelec, D. A., e L. S. Tibbetts. "Microcirurgia periodontal, curso de formação contínua." 78ª reunião anual da Academia Americana de Periodontologia. 1992.

57. Rubinstein R. A anatomia do microscópio cirúrgico e das posições de operação. Dental Clinics of North America. 1997;41(3):391

58. Jain R, Kudva P, Kumar R Periodontal Microsurgery- Magnifying Facts, Maximizing Results (Microcirurgia Periodontal - Factos de Ampliação, Resultados Maximizados). J Adv Med Dent Scie Res 2014;2(3):24- 34.

59. RashmiHegde,Magnificationenhanced contemporary dentistry: Getting started, J Interdiscip Dentistry 2016;6:91-100.

60. Hegde R, Sumanth S, Padhye A. Terapia periodontal com microscópio: Uma revisão e relato de quatro casos. J Contemp Dent Pract 2009;10:E 088-96.

61. John C. Tunnell, Stephen K. Harrel, Cirurgia Minimamente Invasiva na Regeneração Periodontal: Uma revisão da literaturaCompêndio de educação continuada em odontologia, 2017;4:e11

62. Stephen K. HarrelCirurgia Minimamente Invasiva Assistida por Videoscópio (VMIS) para Regeneração Óssea em torno de Dentes e Implantes: Uma Revisão da Literatura e Técnica, Update Dent. J. 2018;6:30

63. Caffesse, R.G., Sweeney, P.L. & Smith, B.A. Scaling and root planing with and without periodontal flap surgery. Jornal de Periodontologia Clínica, 1986;13:205-10

64. Rabbani, G.M., Ash, M.M. Jr. &Caffesse, R.G. (1981) A eficácia da raspagem subgengival e do alisamento radicular na remoção do cálculo. Journal of Periodontology1981;52:119-23.

65. Takei HH, Han TJ, Carranza FA Jr., Kenney EB, Lekovic V. Técnica de retalho para implantes ósseos periodontais. Técnica de preservação da papila. J Periodontol, 1985;56:204-10.

66. Cortellini P, Prato GP, Tonetti MS. A técnica de preservação da papila modificada. Uma nova abordagem cirúrgica para procedimentos regenerativos interproximais. J Periodontol 1995;66:261 -66.

67. Hürzeler MB, Weng D. Uma técnica de incisão única para colher enxertos de tecido conjuntivo subepitelial do palato. Int J Periodontics Restorative Dent 1999;19:279-87.

68. Chao JC. Uma nova abordagem para o recobrimento radicular: A técnica cirúrgica pinhole. Int J Periodontics Restorative Dent 2012;32:521 -31.

69. Arnada JJ, Melnick PR, Pedruelo FJ, Benlloch D, Arnero C, Orsini M. Incisão de libertação periosteal transmucosa: A "técnica do buraco do botão". Um procedimento inovador para cirurgia de

aumento de tecido mole. ClinAdv Periodontics 2015;5:124-30.

70. Abundo R, Corrente G, des Ambrois AB, Perelli M, Savio L. Uma técnica de envelope de enxerto de tecido conjuntivo para o tratamento de recessões gengivais únicas: Um estudo de 1 ano. Int J Periodontics Restorative

Dent 2009;29:593-7.

71. Tatakis DN et al. Procedimentos de recobrimento radicular de tecidos moles periodontais: um relatório de consenso do Workshop AAPRegeneration. J Periodontol. 2015;86:S52-55.

72. Zuchelli G, Bentivogli V, Ganz S, Bellone P, Mazzotti C. A técnica de parede de enxerto de tecido conjuntivo para melhorar a cobertura radicular e os níveis de fixação clínica em defeitos gengivais linguais. Int J Esthet Dent.2016;11:538-48.

73. Chrcanovic BR, Albrektsson T, Wennerberg A. Cirurgia de implantes dentários sem retalho versus com retalho convencional: Uma meta-análise. PLoS One 2014;9:e100624.

74. Pal US, Sharma NK, Singh RK, Mahammad S, Mehrotra D, Singh N, et al. Direct vs. indirect sinus lift procedure: Uma comparação.

Natl J MaxillofacSurg 2012;3:31 -7.

75. Aimetti M, Ferrarotti F, Cricenti L, Mariani GM, Romano F. Células estaminais autólogas da polpa dentária na regeneração periodontal: Um relato de caso. Int J Periodontics Restorative Dent 2014:34(suppl):s27-s33.

76. Aimetti M, Ferrarotti F, Mariani GM, Cricenti L, Romano F. Utilização de células estaminais da polpa dentária/biocomplexo de esponja de colagénio no tratamento de defeitos intra-ósseos não contidos: Uma série de casos. ClinAdv Periodontics 2015;5:104-109.

77. T-J. Oh, J. Shotwell, E. Billy, et al. Cirurgia de implante sem retalho na região estética: Vantagens e Precauções Int J Periodontics Restorative Dent, 2007;27: 27-33.

78. Arndt Happe et al. A técnica de expansão de acesso pelo buraco da fechadura para a cirurgia de implante sem retalho na fase dois: Nota técnica, Int J Periodontics Restorative Dent 2010;30:97-101.

79. Henry PJ, Laney WR, Jemt T, etal. Implantes osseointegrados para substituição de um único dente: Um estudo prospetivo multicêntrico de 5 anos. Int J Oral Maxillofac Implants 1996;11:450-55.

80. Kfir E, Kfir V, Eliav E, Kaluski E. Elevação minimamente invasiva

da membrana antral com balão: Relatório de 36 procedimentos. J Periodontol 2007;78:2032-5.

81. Wallace SS, Froum SJ. Efeito do aumento do seio maxilar na sobrevivência dos implantes dentários endósseos. Uma revisão sistemática. Ann Periodontol 2003;8:328-43.

82. Linkow LI. Avaliação clínica dos vários implantes endósseos concebidos. J Oral Implant Transplant Surg 1966;12:35-46.

83. Pozzi A, Moy Peter K. Levantamento Minimamente Invasivo Transcrestal Guiado do Seio (TGSL): Um estudo de coorte clínico prospetivo de prova de conceito até 52 meses Clin Implant Dent Relat Res. 2014;16(4):582-93.

84. Esposito M, Grusovin MG, Rees J, et al. Eficácia dos procedimentos de elevação do seio maxilar na reabilitação com implantes dentários: uma revisão sistemática da Cochrane. Eur J Oral Implantol. 2010; 3:7-26.

85. Bernardello F, Righi D, Cosci F, Bozzoli P Levantamento do seio crestal com brocas sequenciais e colocação simultânea de implantes em locais com <5 mm de osso nativo: um estudo retrospetivo multicêntrico. Implant Dent. 2011; 20:439-44.

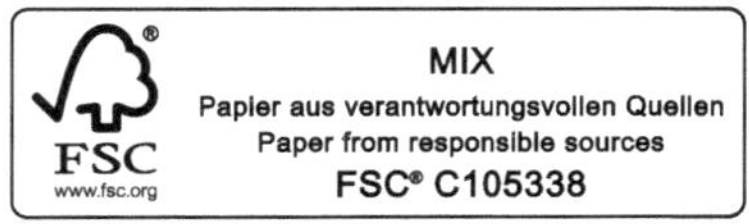

Printed by Books on Demand GmbH, Norderstedt / Germany